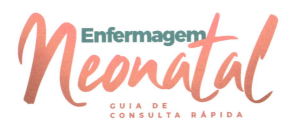

Enfermagem
Neonatal

GUIA DE
CONSULTA RÁPIDA

CB043986

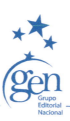

O GEN | Grupo Editorial Nacional – maior plataforma editorial brasileira no segmento científico, técnico e profissional – publica conteúdos nas áreas de ciências da saúde, exatas, humanas, jurídicas e sociais aplicadas, além de prover serviços direcionados à educação continuada e à preparação para concursos.

As editoras que integram o GEN, das mais respeitadas no mercado editorial, construíram catálogos inigualáveis, com obras decisivas para a formação acadêmica e o aperfeiçoamento de várias gerações de profissionais e estudantes, tendo se tornado sinônimo de qualidade e seriedade.

A missão do GEN e dos núcleos de conteúdo que o compõem é prover a melhor informação científica e distribuí-la de maneira flexível e conveniente, a preços justos, gerando benefícios e servindo a autores, docentes, livreiros, funcionários, colaboradores e acionistas.

Nosso comportamento ético incondicional e nossa responsabilidade social e ambiental são reforçados pela natureza educacional de nossa atividade e dão sustentabilidade ao crescimento contínuo e à rentabilidade do grupo.

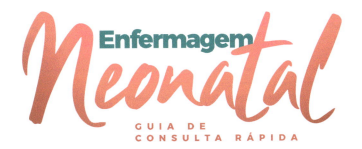

Enfermagem Neonatal

GUIA DE CONSULTA RÁPIDA

Raquel N. Tamez

Especialista em Enfermagem Médico-Cirúrgica.
Atuou em UTI Neonatal no Brasil e nos EUA.
Atualmente participa como palestrante de conferências
relacionadas à Enfermagem Neonatal no Brasil.

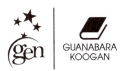

gen | GUANABARA KOOGAN

- Direitos exclusivos para a língua portuguesa
Copyright © 2023 by
Editora Guanabara Koogan Ltda.
Uma editora integrante do GEN | Grupo Editorial Nacional
Travessa do Ouvidor, 11
Rio de Janeiro – RJ – CEP 20040-040
www.grupogen.com.br

- Editoração eletrônica: Adielson Anselme
- Capa: Bruno Sales
- Imagem da capa: ©iStock (ssnegireva – ID: 487054005)
- Ficha catalográfica

CIP-BRASIL. CATALOGAÇÃO NA PUBLICAÇÃO
SINDICATO NACIONAL DOS EDITORES DE LIVROS, RJ

T162e

Tamez, Raquel N.
Enfermagem neonatal: guia de consulta rápida/Raquel N. Tamez. – 1. ed. – Rio de Janeiro: Guanabara Koogan, 2023.
: il.

Apêndice
Inclui índice
ISBN 978-85-277-3859-0

1. Enfermagem neonatal. 2. Recém-nascidos – Assistência hospitalar. 3. Tratamento intensivo neonatal. I. Título.

	CDD: 618.9201
22-79639	CDU: 612.648:614.21

Meri Gleice Rodrigues de Souza – Bibliotecária – CRB-7/6439

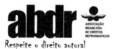

Respeite o direito autoral

Agradecimentos

Agradeço a meus professores de Enfermagem, colegas de trabalho e médicos, que sempre incentivaram meu aprendizado e apoiaram meus projetos nas UTIs neonatais em que trabalhei.

Raquel N. Tamez

Apresentação

Permanecemos com o compromisso de contribuir para a área da Enfermagem na UTI Neonatal, apresentando *Enfermagem Neonatal | Guia de Consulta Rápida*. O objetivo é oferecer referências dinâmicas, com informações técnicas para o cuidado do neonato enfermo a termo ou prematuro, propiciando a agilização do manejo à beira do leito.

Vale salientar que este livro de bolso tem como embasamento a obra *Enfermagem na UTI Neonatal | Assistência ao recém-nascido de alto risco*, 6ª edição, escrita e organizada pela mesma autora. Da obra-base foram retirados fundamentos e práticas primordiais para consulta rápida no dia a dia da Enfermagem Neonatal.

Também incluímos os princípios do cuidado centrado na família e do cuidado neuropsicomotor, tanto do neonato a termo como do prematuro, conceitos imprescindíveis para um atendimento integral ao recém-nascido enfermo.

Espero que o conteúdo oferecido nesta obra contribua para o melhor e mais rápido cuidado de enfermagem na UTI Neonatal.

Raquel N. Tamez

Sumário

1 Reanimação Neonatal, *1*

2 Admissão do Recém-Nascido de Alto Risco, *5*

3 Transporte Neonatal, *13*

4 Cuidados com a Pele, *15*

5 Estabilidade Térmica, *19*

6 Administração de Medicamentos, *21*

7 Controle da Dor e da Sedação no Neonato, *29*

8 Pais: Membros da Equipe Cuidadora na Unidade de Terapia Intensiva Neonatal, *35*

9 Distúrbios Respiratórios, *43*

10 Distúrbios Cardíacos, *59*

11 Distúrbios Neurológicos, *67*

12 Distúrbios Hidreletrolítico e Metabólico, *81*

13 Distúrbios Gastrintestinais, *85*

14 Distúrbios Hematológicos, *101*

15 Infecções no Período Neonatal, *107*

16 Anexos, *111*

Índice Alfabético, *117*

1 Reanimação Neonatal

▶ Atendimento na sala de parto: recém-nascido a termo e prematuro, 1
▶ Critérios da reanimação neonatal, 2
▶ Atendimento de parada cardiorrespiratória no período neonatal, 2

Atendimento na sala de parto: recém-nascido a termo e prematuro

Recomenda-se a presença da equipe de reanimação neonatal nos partos de alto risco com as características descritas na Tabela 1.1.

Tabela 1.1 Gravidez e parto de alto risco.

▶ Idade gestacional < 34 semanas	▶ Malformação ou anomalias fetais
▶ Diminuição dos movimentos fetais	▶ Partos cesarianos
▶ Bradicardia e taquicardia fetal	▶ Idade materna < 16 ou > 35 anos
▶ Placenta prévia	▶ Terapia medicamentosa pela gestante,
▶ Deslocamento prematuro da placenta	como carbonato de lítio, magnésio,
▶ Mecônio no líquido amniótico	bloqueadores adrenérgicos, tranquilizantes
▶ Hipertensão materna	e analgésicos opioide-narcóticos
▶ Anomalias congênitas detectadas	▶ Sangramento vaginal no terceiro
previamente ao parto	trimestre
▶ Arritmias cardíacas fetais	▶ Interrupção da circulação fetal (prolapso de
▶ Uso abusivo de drogas ilícitas durante a gravidez	cordão umbilical ou compressão do cordão
▶ Poli-hidrâmnio e oligo-hidrâmnio	ao passar pelo canal vaginal)
▶ Gestantes sem acompanhamento	▶ Parto a fórceps ou vácuo
pré-natal	▶ Variabilidade e desaceleração grave sem
▶ Diabetes gestacional	viabilidade prévia
▶ Infecção materna	▶ Mecônio no líquido amniótico
▶ Administração de narcóticos 4 h antes do parto	▶ Isoimunização (incompatibilidade
▶ Anestesia geral na gestante	ABO, Rh)
▶ Anemia fetal	▶ Corioamnionite
▶ Hidropisia fetal	▶ Restrição de crescimento intrauterino

Critérios da reanimação neonatal

Não reanimar nos seguintes casos:

- Idade gestacional < 23 semanas e peso < 400 g
- Anencefalia
- Anormalidades cromossômicas incompatíveis com a vida, como trissomia do 13 e trissomia do 18
- Suspender a reanimação se o recém-nascido não apresentar frequência cardíaca e esforço respiratório após 10 minutos de reanimação contínua e adequada.

Atendimento de parada cardiorrespiratória no período neonatal

Tabela 1.2 Procedimentos no atendimento de parada cardiorrespiratória na UTI neonatal.

Identificação da parada cardiorrespiratória	Avalie e inicie o procedimento de atendimento acionando a equipe
Oxigenação	Mantenha pérvias as vias respiratórias; aspire secreções; posicione o paciente; utilize ventilação com oxigênio por meio de reanimador manual ou intubação endotraqueal, para promover a oxigenação
Parada cardiovascular	Instale o monitor cardíaco; avalie a pulsação dos grandes vasos periféricos; inicie a compressão cardíaca externa (Figuras 1.1 e 1.2) para promover a circulação
Medicamentos	Mantenha um acesso venoso pérvio; prepare e administre as medicações de emergência prescritas (Tabela 1.3); prepare as administrações contínuas cardioplégicas (dopamina, dobutamina e isoproterenol) para promover a manutenção da condutibilidade e a perfusão cardiovascular e renal

Massagem cardíaca externa

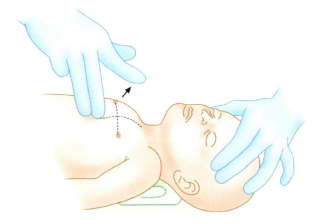

Figura 1.1 Localização do ponto de compressão cardíaca externa com os dedos indicador e médio.

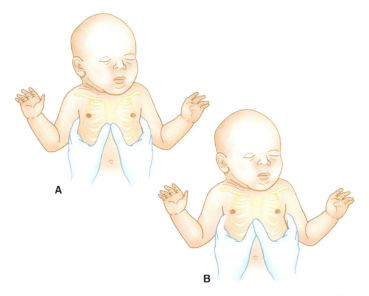

Figura 1.2 Compressão cardíaca externa com os polegares paralelos (**A**) e sobrepostos (**B**).

Medicações de emergência

Tabela 1.3 Medicações de emergência.

Medicação	Efeitos/indicação	Dose/via	Observações
Epinefrina	Estimulante cardíaco; aumenta a força de contração e frequência cardíacas	0,1 a 0,3 mℓ/kg (intravenosa) Cânula endotraqueal (solução 1:10.000)	Administração rápida; pode ser repetida a cada 5 min
Volume: soro fisiológico, 100 ou 250 mℓ Soro glicosado a 10%, 250 mℓ (opcional)	Aumenta o volume circulante e melhora a perfusão Indicado nos casos de hipovolemia	10 mℓ/kg intravenosa (veia umbilical)	Administração lenta, em 5 a 10 min, para evitar elevação brusca da pressão arterial

Admissão do Recém-Nascido de Alto Risco

- Material necessário, *6*
- Sequência do exame físico do neonato, *7*
- Protocolo de toque mínimo nas primeiras 96 horas, *8*

Tabela 2.1 Pressão arterial de acordo com as horas de nascido.

Peso ao nascimento	Pressão	Hora											
		1	2	3	4	5	6	7	8	9	10	11	12
1.001 a 2.000 g	Sistólica	49	49	51	52	53	52	52	52	51	51	49	50
	Diastólica	26	27	28	29	31	31	31	31	31	30	29	30
	Média	35	36	37	39	40	40	39	39	38	37	37	38
2.001 a 3.000 g	Sistólica	59	57	60	60	61	58	64	60	63	61	60	59
	Diastólica	32	32	32	32	33	34	37	34	38	35	35	35
	Média	43	41	43	43	44	43	45	43	44	44	43	42
Acima de 3.000 g	Sistólica	70	67	65	65	66	66	67	67	68	70	66	66
	Diastólica	44	41	39	41	40	41	41	41	44	43	41	41
	Média	53	51	50	50	51	50	50	51	53	54	51	50

Adaptada de Herman JA, Phibbs RH, Tooley WH. Pediatrics, 44:959, 1969. In: Avery GB. Neonatologia. Philadelphia: JB Lippincott Co.; 1978. p. 994.

Tabela 2.2 Tamanho dos manguitos de acordo com o peso do recém-nascido.

Tamanho	Largura (cm)	Comprimento (cm)	Peso (g)
Pequeno	3,5	15	< 1.500
Médio	4	19	1.501 a 2.500
Grande	5	24	> 2.500

As medidas desses parâmetros são aproximadas; lembre-se de que o manguito não deve medir mais do que dois terços da distância entre o cotovelo e o ombro, nem menos da metade desse comprimento.

Material necessário

Material e equipamentos necessários para o atendimento na UTI neonatal

- Touca e cobertas aquecidas
- Campo estéril para receber o neonato
- Berço de calor radiante aquecido
- Medicações de emergência
- Material para intubação endotraqueal
- Fonte de oxigênio com fluxômetro
- Aspirador
- Sondas de aspiração endotraqueal e oral
- Reanimador manual com manômetro
- Máscaras para o reanimador manual nos tamanhos grande, médio e pequeno
- Monitor cardiorrespiratório
- Oxímetro de pulso
- Misturador de oxigênio ou *blender*
- Tubo endotraqueal 2.5, 3.0 e 3.5
- Laringoscópio com lâminas retas 0 e 1
- Analisador de CO_2 (para confirmar a intubação)
- Fita adesiva ou esparadrapo para fixar o tubo endotraqueal, se for utilizado
- Tesoura
- Sonda de aspiração estéril 6.8 e 10 fr
- Sonda orogástrica 8 fr e seringa oral de 20 mℓ
- Pera de aspiração
- Estetoscópio
- Material para cateterização umbilical
- Seringas (60 mℓ, 20 mℓ, 10 mℓ, 5 mℓ e 1 mℓ)
- Agulhas de diversos tamanhos
- Sondas gástricas 6 e 8
- Aspirador de mecônio
- Luvas de procedimento
- Surfactante nos partos em que se prevê a sua utilização
- Plástico de polietileno transparente estéril para envolver os prematuros com menos de 32 semanas gestacionais ou com defeitos da parede abdominal que precisam ser protegidos
- Colchão aquecido para os prematuros com menos de 32 semanas
- Incubadora de transporte aquecida com monitor cardíaco, oxímetro de pulso e ventilador portáteis.

Critérios para admissão na UTI neonatal

▶ Recém-nascido (RN) com menos de 34 semanas de gestação
▶ RN com menos de 1.800 g
▶ RNs pequenos para a idade gestacional
▶ RNs grandes para a idade gestacional
▶ Infecções maternas
▶ Anormalidade metabólica
▶ Traumatismo na hora do parto
▶ Sangramento materno no terceiro trimestre de gravidez
▶ Anomalias congênitas que requeiram correção cirúrgica e observação
▶ Incompatibilidade de fator Rh
▶ Retardo de crescimento
▶ Hipoglicemia
▶ Convulsões
▶ Uso de drogas ilícitas pela mãe, como cocaína, heroína e outras
▶ Problemas respiratórios que requeiram oxigenoterapia e/ou ventilação mecânica
▶ Arritmias cardíacas
▶ Apgar 5 no quinto minuto, ou 0 a 4 no primeiro minuto com necessidade de reanimação na sala de parto.

Sequência do exame físico do neonato

▶ Observação geral:
  • Coloração
  • Pele
  • Postura
  • Força e tônus muscular
▶ Região da cabeça e pescoço:
  • Face
  • Nariz
  • Boca
  • Olhos
  • Ouvidos
▶ Tronco ou tórax
  • Sistema cardiorrespiratório
    ▪ Tórax e pulmões
    ▪ Coração
    ▪ Pulsos e pressão arterial
  • Abdome e costas
  • Genitália e reto

‣ Extremidades
‣ Exame neurológico:
  • Atividade (alerta, chorando, sono ativo ou profundo)
  • Irritabilidade
  • Tipo de choro (normal, fraco, agudo)
  • Reflexos (moro, sucção, preensão, marcha, Babinski)
  • Respostas a estímulos, sonolento, irritabilidade, reflexos (vocal, barulho, toque, dor, luz)
  • Movimentos (assimétricos, tremores, convulsões, tônus muscular e postura.

Protocolo de toque mínimo nas primeiras 96 horas

Este protocolo foi desenvolvido no Southern Regional Medical Center, em Georgia, EUA, com a finalidade de reduzir a incidência de hemorragias intraventriculares graus III e IV nos prematuros com menos de 30 semanas de gestação. Deve ser iniciado nas primeiras 96 horas após o nascimento (Tabela 2.3). Suas etapas têm:

‣ Início na sala de parto e continua na UTI neonatal
‣ Como objetivo minimizar alterações no fluxo sanguíneo para o cérebro, o que pode contribuir para um aumento da pressão sanguínea intracraniana – uma das causas de hemorragia intracraniana ventricular e que acarreta consequências no desenvolvimento neuropsicomotor do prematuro extremo.

Tabela 2.3 Intervenções para o protocolo das primeiras 96 horas.

Intervenções	Justificativas
O neonato deverá ser transferido da sala de parto para a UTI neonatal na incubadora, que permanecerá na UTI	Esse procedimento minimiza o estresse, promove estabilidade fisiológica e provê o cuidado neuroprotetor; manter a temperatura estável
Toque mínimo nas primeiras 96 horas	Minimiza o estresse e reduz a oscilação no fluxo sanguíneo cerebral
Forrar o colchão com material macio, como pele de carneiro sintético ou outro similar que forneça conforto e proteção à pele	Previne lesões de pele devido ao tempo prolongado no mesmo decúbito
Toque a cada 8 horas ou quando necessário	Evita a interrupção do descanso e reduz o estresse, promovendo sono profundo. Interromper o sono somente se for necessário para avaliar quadro clínico que justifique imediata ação
Manter o neonato em decúbito dorsal, com a cabeça em linha mediana e cabeceira da incubadora elevada a 30°	Promove a estabilidade do fluxo sanguíneo para o cérebro
Manter a cabeceira da incubadora elevada a 30°	Evita o aumento repentino do fluxo sanguíneo para o cérebro
Ambiente da UTI neonatal	Deve ser o mais calmo e silencioso possível, evitando-se ruídos desnecessários. Somente a equipe cuidadora deverá estar ao lado da incubadora
Exame físico e sinais vitais	
Mudança de decúbito	

UTI: unidade de terapia intensiva. (Adaptada da UTI Neonatal do Southern Regional Medical Center, Riverdale, Georgia, EUA.)

Níveis de decibéis na UTI neonatal

Tabela 2.4   Níveis de decibéis na UTI neonatal (valores aproximados).

Equipamento	Nível de decibéis
Alarme da bomba de infusão venosa	60 a 78
Bater com os dedos na incubadora	70 a 95
Fechar as gavetas da incubadora	70 a 95
Água borbulhando em ductos ou conexões do ventilador ou do *oxyhood*	62 a 87
Abrir e fechar as portinholas da incubadora	80 a 111
Alarme do oxímetro de pulso	86
Conversa normal	50 a 60
Ventilador artificial convencional	53
Ventilador de alta frequência ou oscilador	59
Motor da incubadora	50 a 73,5
Rádio a um volume moderado	60 a 62

Adaptada de Gardner SL, Goldson E. The neonate and the environment: impact on development. In: Gardner SL, Carter BS, Enzman-Hines, Hernandez JA. Handbook of neonatal intensive care. 7. ed. St Louis, MI: Mosby-Elsevier Publishing Company; 2011; 295-99.

Maturidade neuromuscular

	−1	0	1	2	3	4	5
Postura							
Ângulo do punho	>90°	90°	60°	45°	30°	0°	
Encolhimento do braço		180°	140-180°	110-140°	90-110°	<90°	
Ângulo poplíteo	180°	160°	140°	120°	100°	90°	<90°
Sinal do cachecol							
Calcanhar na orelha							

Maturidade física

Pele	Pegajosa friável, transparente	Gelatinosa, vermelha, translúcida	Lisa, rósea, veias visíveis	Descamação superficial e/ou erupção poucas veias	Rachaduras, áreas pálidas, raras veias	Pergaminho, rachaduras profundas, nenhum vaso	Coriácea, rachaduras, enrugamento
Lanugem	Nenhuma	Escassa	Abundante	Afinamento	Áreas despeladas	Maioria despelada	
Superfície plantar	Calcanhar-dedo 40-50 mm: −1 < 40 mm: −2	> 50 mm nenhuma prega	Marcas vermelhas descoradas	Somente pregas transversas anteriores	Pregas 2/3 anteriores	Pregas sobre toda a sola	
Mamas	Imperceptíveis	Dificilmente perceptíveis	Aréola chata, sem botão	Aréola pontilhada, botão 1-2 mm	Aréola elevada, botão 3-4 mm	Aréola completa, botão 5-10 mm	
Olhos/ Orelhas	Pálpebras coladas frouxas −1 rijas −2	Pálpebras abertas pina chata pregueada	Pina curva mole, porém recolhe lentamente	Pina curva mole, porém recolhe rápido	Formada e firme, com retorno instantâneo	Cartilagem espessa, orelha rija	
Genitália masculina	Escroto vazio, sem rugas	Escroto cheio, rugas escuras	Testículos no canal superior, poucas rugas	Testículos descendo, poucas rugas	Testículos baixos, boas rugas	Testículos pendulares, rugas profundas	
Genitália feminina	Clitóris proeminente, lábios achatados	Clitóris proeminente, pequenos lábios menores	Clitóris proeminente, lábios menores aumentando	Grandes e pequenos lábios, igualmente proeminentes	Grandes lábios, maiores, pequenos lábios menores	Grandes lábios cobrem clitóris e pequenos lábios	

Avaliação da maturidade

Índice	−10	−5	0	5	10	15	20	25	30	35	40	45	50
Semanas	20	22	24	26	28	30	32	34	36	38	40	42	44

Figura 2.1 Classificação do recém-nascido com base nas maturidades neuro-muscular e física. (Adaptada de Ballard JL, Khoury JC, Wedig K et al. New Ballard score expanded to include extremely premature infants. J Pediatrics. 1991; 119:417-23.)

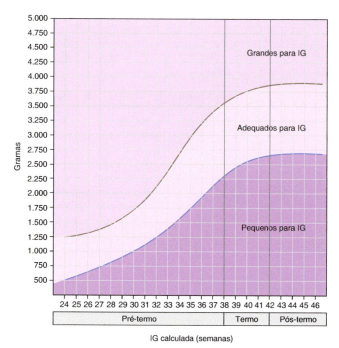

Figura 2.2 Classificação do recém-nascido segundo peso e idade gestacional (IG). (Adaptada de Battaglia FC, Lubchenco L. Classificação do recém-nascido. Centro Médico da Universidade do Colorado. J Pediatrics. 1967; 71(2):159-63.)

3 Transporte Neonatal

▸ Informações básicas ao solicitar o transporte, *13*
▸ Equipe de transporte, *14*
▸ Rotina pré-transporte, *14*

Informações básicas ao solicitar o transporte

Tabela 3.1 Critérios ou indicações para o transporte de neonatos.

Condições da gestante	▸ Ruptura prematura das membranas ▸ Parto prematuro (34 semanas) ▸ Gestações múltiplas ▸ Sangramento no 3º trimestre ▸ Hipertensão grave	▸ Infecções ▸ Doenças cardíacas graves ▸ Diabetes melito não controlado ▸ Traumatismo que precipite o parto ou provoque lesão ao feto
Condições do feto	▸ Anomalias congênitas que exijam intervenção cirúrgica ▸ Crescimento intrauterino retardado	▸ Incompatibilidade de Rh com ou sem hidropisia fetal
Condições do neonato	▸ Prematuros, < 32 semanas e com menos de 2.000 g são considerados de risco e necessitam de cuidados intensivos ▸ Septicemia ▸ Síndrome de angústia respiratória ▸ Insuficiência respiratória grave ▸ Hipertensão pulmonar persistente ▸ Necessidade de ECMO ▸ Hipoglicemia persistente	▸ Convulsões ▸ Cardiopatias congênitas ▸ Arritmias cardíacas ▸ Lesão hipóxico-isquêmica ▸ Anomalias congênitas que requeiram intervenção cirúrgica ▸ Doença hemolítica do recém-nascido ▸ Coagulopatia ▸ Hiperbilirrubinemia grave ▸ Necessidade de exsanguinotransfusão

ECMO: oxigenação por membrana extracorpórea. (Adaptada de American Academy of Pediatrics and American College of Obstetricians and Gynecologists. Guidelines for perinatal care. 8. ed. 2007.)

Equipe de transporte

Tabela 3.2 Modelo operacional.

Agente	Operação
Secretário(a) ou enfermeiro	Recebe a solicitação de transporte e anota o nome do médico solicitante e o nome, telefone e endereço do hospital Encaminha essas informações ao neonatologista de plantão
Neonatologista	Verifica com o enfermeiro as condições de admissão da UTI neonatal e, de acordo com essa informação, entra em contato com o hospital solicitante para aceitar o transporte
Enfermeiro	Uma vez aceita a solicitação: ▶ Comunica à equipe de transporte ▶ Notifica o pessoal da ambulância ▶ Checa o equipamento ▶ Entra em contato com o hospital solicitante para alguma informação adicional

UTI: unidade de terapia intensiva.

Rotina pré-transporte

O hospital solicitante deverá manter o recém-nascido o mais estável possível, seguindo rotinas preestabelecidas entre os hospitais que possuem o contrato de transporte. É importante que a equipe do hospital solicitante seja treinada sobre as rotinas básicas de estabilização do neonato.

Estabilização do neonato

▶ Manutenção da oxigenação e da ventilação
▶ Monitoramento dos sinais vitais
▶ Circulação e perfusão sanguínea
▶ Monitoramento dos níveis de glicemia; se estiver instável, verificar de hora em hora
▶ Anotações das eliminações
▶ Temperatura
▶ Acesso venoso patente
▶ Medicamentos, quando necessário
▶ Informação à família sobre as condições do neonato e o motivo para a transferência, bem como sobre o local para onde ele será transferido. Obter autorização dos pais para a transferência
▶ Solicitação de cópia de radiografias, ultrassonografia, resultados de exames laboratoriais, amostra de sangue da mãe e do cordão umbilical, cópias da evolução médica materna e do neonato.

4 Cuidados com a Pele

▶ Composição da pele, *15*
▶ Funções da pele, *16*
▶ Características da pele dos recém-nascidos prematuros, *16*
▶ Fatores de risco para lesão de pele no prematuro, *17*

Composição da pele

▶ Epiderme
▶ Derme
▶ Tecido subcutâneo.

Perda insensível de água

Tabela 4.1 Perda insensível de água através da pele em relação aos dias de vida e à idade gestacional.

Idade gestacional	Dia(s) após o nascimento	Perda de água (ml/kg/dia)
25 a 27 semanas	1	129
	2	71
	7	43
	14	32
	21	28
	28	24
28 a 30 semanas	1	42
	3	32
	7	24
	14	18
	21	15
	28	15

Adaptada de Lund CH. Critical issues in caring for the very low birth weight infant. In: National Conference of Neonatal Nursing, 1998, Anaheim, California. Anais: Contemporary Forums; 1998. p. 44-54.

Funções da pele

- Proteção física
- Regulação térmica
- Pele como "órgão" sensorial
- Propriedades imunológicas
- Propriedades de renovação.

Características da pele dos recém-nascidos prematuros

Prematuros têm uma pele mais fina e gelatinosa, com poucas camadas de estrato corneal (queratinizadas). Por isso, os cuidadores na Unidade de Terapia Intensiva (UTI) neonatal têm a responsabilidade de promover e manter a integridade da pele, que oferece sua função de barreira e proteção aos pacientes mais vulneráveis.

Corte esquemático da pele

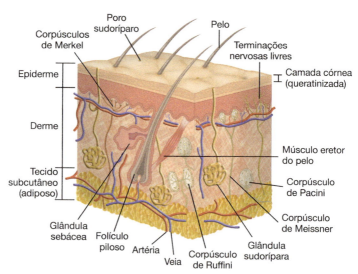

Figura 4.1 Corte esquemático da pele.

Escore da condição da pele do neonato

Tabela 4.2 Escore da condição da pele do neonato.

Ressecada	1 = Normal, sem sinal de pele ressecada
	2 = Pele ressecada, descamação visível
	3 = Pele muito seca, rachaduras, fissuras
Eritema	1 = Não há
	2 = Eritema visível em menos de 50% da superfície corporal
	3 = Eritema visível em mais de 50% da superfície corporal
Lesões abertas	1 = Não há
	2 = Pequena área localizada
	3 = Extensa

Adaptada de Lund CH, Durand D. Skin and skin care. In: Gardner SL, Carter B, Enzman-Nines M, Hernandez JA. Neonatal intensive care. 7. ed. Mosby-Elsevier Publishing, St. Louis Missouri; 2011. p. 482-501.

Fatores de risco para lesão de pele no prematuro

▶ Idade gestacional < 32 semanas
▶ Uso de eletrodos e adesivos
▶ Nutrição comprometida ou inadequada
▶ Edema generalizado
▶ Pacientes com paralisia química
▶ Uso de medicamentos vasopressores
▶ Feridas cirúrgicas
▶ Ostomias
▶ Vários cateteres intravenosos e arteriais
▶ Ventilação mecânica, a qual mantém o neonato imobilizado, como no caso da ventilação de alta frequência ou oscilatória
▶ Certas patologias que impossibilitam a mudança frequente de decúbito.

- Valores normais da temperatura axilar, *19*
- Instabilidade térmica, *19*

Valores normais da temperatura axilar

- Neonato a termo = 36,5 a 37,5°C
- Neonato prematuro = 36,3 a 36,9°C

Instabilidade térmica

Hipotermia
Fatores de risco

- Neonato nas primeiras 8 a 12 horas de vida
- Prematuridade
- Neonato pequeno para a idade gestacional (PIG)
- Neonato com distúrbios no sistema nervoso central (SNC)
- Neonato estressado.

Quadro clínico

- Extremidades e tórax frios
- Temperatura axilar inferior a 36,5°C em neonatos a termo e 36,3°C em prematuros
- Intolerância alimentar (diminuição da motilidade gastrintestinal, aumento de resíduo gástrico, vômitos, distensão abdominal e dificuldade de sucção
- Letargia
- Choro fraco
- Hipotonia
- Acidose metabólica
- Hipoglicemia
- Irritabilidade
- Mudança na cor da pele (pálido ou mosqueado)
- Apneia e bradicardia.

Hipertermia

Fatores de risco

- Equipamento com defeito
- Reaquecimento excessivo
- Incubadora bem próxima de janela que recebe muito sol
- Sensor de temperatura mal posicionado, sem contato com a pele
- Uso de prostaglandina
- Síndrome de abstinência
- Sepse bacteriana
- Anomalias do SNC.

Quadro clínico

- Intolerância alimentar
- Diminuição ou aumento da atividade
- Irritabilidade
- Choro fraco
- Hipotensão
- Rubor
- Taquipneia
- Diaforese
- Desidratação nos casos mais graves.

6 Administração de Medicamentos

⟩ Cateter percutâneo central, *27*
⟩ Cálculos de medicamentos e soluções intravenosas, *28*

⟩ Prevenção de erros
- Seguir a regra básica de administração de medicamentos. Certificar-se de que estejam corretos:
  - O medicamento
  - A dose
  - A via de administração
  - A hora
  - O paciente
- Ler a etiqueta do frasco de vidro ou da ampola três vezes:
  - Ao retirar o medicamento do armário
  - Antes de abrir o frasco ou a ampola
  - Antes de descartar o frasco ou recolocá-lo no armário ou na geladeira
- A pessoa que prepara a medicação deve administrá-la
- Colocar etiqueta de identificação do paciente e da medicação a ser administrada
- Confirmar dose, via, frequência e nome do medicamento na prescrição médica
- Antes de administrar, checar com outro profissional de enfermagem
- Registrar no prontuário data e hora da administração do medicamento.
⟩ Métodos de administração:
- Via retal (VR)
- Via intramuscular (IM)
- Via subcutânea (SC)
- Via intravenosa (IV).

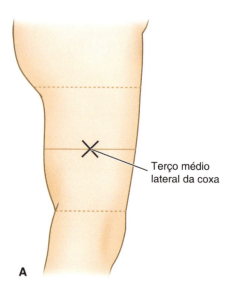

Terço médio
lateral da coxa

A

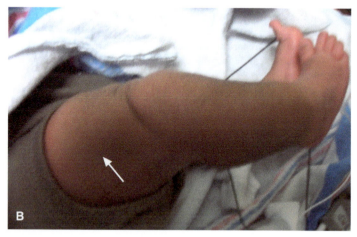

B

Figura 6.1 Região indicada para administração de injeção intramuscular em recém-nascido.

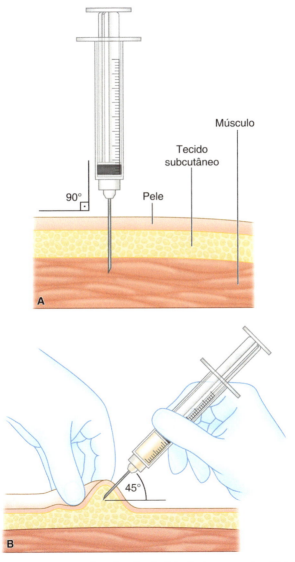

Figura 6.2 A. Esquema da aplicação de injeção intramuscular. **B.** Injeção subcutânea.

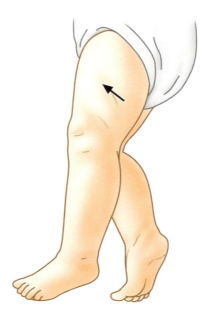

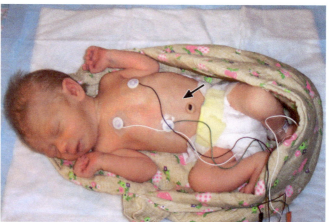

Figura 6.3 Locais indicados para administração de injeção subcutânea.

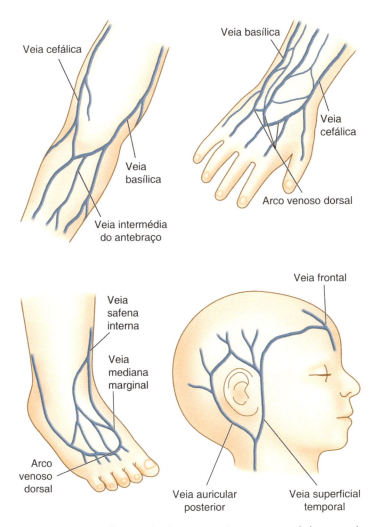

Veia cefálica

Veia basílica

Veia cefálica

Veia basílica

Arco venoso dorsal

Veia intermédia do antebraço

Veia safena interna

Veia mediana marginal

Arco venoso dorsal

Veia frontal

Veia auricular posterior

Veia superficial temporal

Figura 6.4 Veias periféricas indicadas para punção venosa no período neonatal.

Cateter venoso periférico

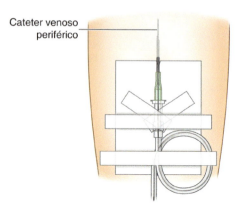

Figura 6.5 Fixação de cateter venoso periférico.

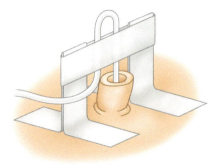

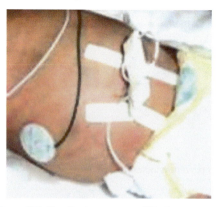

Figura 6.6 Fixação de cateter umbilical no neonato.

Cateter percutâneo central

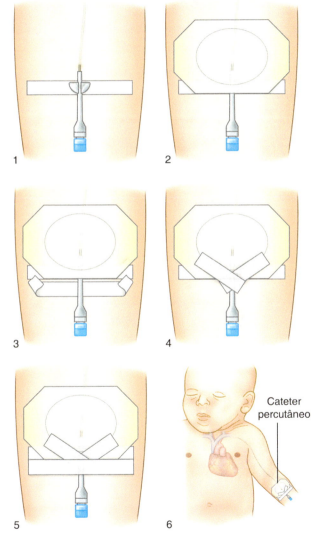

Figura 6.7 Fixação de cateter percutâneo central.

Prevenção de infecção dos cateteres centrais (cateter periférico percutâneo central [PICC], UAC, UVC, Broviac)

▸ Lavar as mãos antes do procedimento
▸ Usar luvas limpas
▸ Realizar assepsia da conexão que será desconectada com clorexidina ou álcool por 15 segundos.

Cálculos de medicamentos e soluções intravenosas

▸ Gotejamento IV:

$$\frac{\text{Peso em kg} \times \text{quantidade desejada de líquido/kg}}{24} = \text{m}\ell/\text{h}$$

▸ Cálculo de líquidos recebidos em 24 horas:

$$\frac{\text{Volume recebido}}{\text{Peso (kg)}} = \text{m}\ell/\text{kg}/24\,\text{h}$$

▸ Cálculo de diurese:

$$\frac{\text{Total de urina} \div \text{peso}}{\text{Total de horas}} = \text{m}\ell/\text{kg}/24\,\text{h}$$

7 Controle da Dor e da Sedação no Neonato

- Procedimentos dolorosos no neonato, *29*
- Instrumentos de avaliação da dor no período neonatal, *30*
- Controle da dor e da agitação, *33*

Procedimentos dolorosos no neonato

Invasivos

- Administração de medicação via cateter umbilical
- Aspiração endotraqueal
- Aspiração das vias respiratórias superiores
- Aspiração suprapúbica
- Broncoscopia
- Cateterização vesical
- Cateterização umbilical arterial e venosa
- Colocação de cateter arterial periférico
- Pressão positiva contínua nas vias respiratórias (CPAP)
- Endoscopia nasal
- Injeções subcutâneas e intramusculares
- Inserção do cateter venoso periférico
- Inserção de cateter central periférico (PICC)
- Inserção e remoção do dreno de tórax
- Intubação endotraqueal
- Paracentese
- Punção do calcanhar
- Punção lombar
- Punção do *shunt* ventricular periférico
- Ventilação mecânica.

Cirúrgicos

- Cirurgia cardíaca
- Circuncisão
- Colocação e remoção de cateter venoso central e Broviac
- Cirurgias abdominais

- Ligadura do ducto arterial (PCA)
- Oxigenação por membrana extracorpórea (ECMO)
- Reparo de fístula traqueoesofágica
- Reparo de defeitos da parede abdominal
- Reparo de hérnia inguinal.

Outras situações que causam dor

- Fratura da clavícula, quadril, extremidades
- Problemas derivados de alterações do sistema nervoso central (SNC)
- Espasticidade
- Dor abdominal resultante de várias cirurgias
- Enterocolite necrosante
- Obstrução intestinal
- Posicionamento prolongado ou inadequado
- Troca de curativo
- Colocação de sonda oral ou nasal
- Exame ocular
- Administração intravenosa de medicamentos
- Traumatismo do parto, como hematoma cefálico, caput, equimose e fórceps, remoção de suturas.

Instrumentos de avaliação da dor no período neonatal

Tabela 7.1   CRIES – Instrumento para avaliação da dor pós-operatória no período neonatal.

Reações	0	1	2	Medida
Choro	Não	Agudo	Inconsolável	
Requerimento de oxigênio	Não	< 30%	> 30%	
Aumento dos sinais vitais (FC, PA)	Nenhum	< 20%	> 20%	
Expressão facial	Nenhuma	Contraída	Contraída	
Sono	Não	Acordado em intervalos frequentes	Acordado constantemente	
Total				

FC: frequência cardíaca; PA: pressão arterial. (Adaptada de Krechel S, Bildner J. Cries – a new neonatal postoperative pain measurement score: initial testing of validity and reliability. Pediatr Anaesthesia. 1995; 5:53.)

Tabela 7.2 NIPS – Instrumento para avaliação da dor no período neonatal.

Expressão facial	0 = músculos faciais relaxados (face em repouso com expressão neutra) 1 = contraída (músculos faciais tensos, testa enrugada)
Choro	0 = ausente (quieto, sem choro) 1 = resmungo (resmungo intermitente) 2 = choro vigoroso (choro alto, contínuo)
Padrão respiratório	0 = relaxado (manutenção do padrão normal de respiração) 1 = diferente do basal (retrações, padrão irregular, taquipneia, engasgo ou segurando a respiração)
Movimentos dos braços	0 = braços relaxados (sem rigidez muscular, movimentos ocasionais) 1 = fletidos, estendidos (tensão, rigidez)
Movimentos das pernas	0 = pernas relaxadas (sem rigidez muscular, movimentos ocasionais) 1 = fletidas, estendidas (tensão, rigidez, rápidas extensão e flexão)
Estado de consciência	0 = dormindo ou acordado (quieto, dormindo tranquilo ou alerta, mas calmo) 1 = inconsolável (acordado, agitado, inquieto)

NIPS: *Neonatal Infant Pain Scale.* (Adaptada de Lawrence J, Alcock D, McGrath P et al. The development of a tool to assess neonatal pain. Neonatal Network. 1993;12(6):61.)

Tabela 7.3 N-PASS – Avaliação de sedação, dor e agitação no neonato.

Critérios de avaliação	Sedação		Normal	Dor/agitação	
	−2	−1	0	1	2
Choro; irritabilidade	Não chora com estímulo doloroso	Resmunga ou chora com estímulo doloroso mínimo	Choro apropriado; sem irritação	Irritável ou chorando em intervalos; consolável	Choro estridente ou choro contínuo; inconsolável
Comportamento	Não acorda com nenhum estímulo, sem movimentos espontâneos	Desperta com estímulo mínimo; poucos movimentos espontâneos	Apropriado para a idade gestacional	Inquieto, retorcendo-se; desperta com frequência	Arqueando-se, chutando; acordado constantemente ou com despertar mínimo sem estar sedado
Expressão facial	Boca relaxada, sem expressão	Expressão mínima com estímulo	Relaxada, apropriada	Qualquer expressão de dor intermitente	Qualquer expressão de dor continuamente
Tônus nas extremidades	Sem reflexo de agarrar; tônus flácido	Reflexo de agarrar fraco, diminuição do tônus muscular	Mãos e pés relaxados; tônus normal	Cerrar os dedos intermitentemente, ou dedos abertos (sinal de parar); corpo não tenso	Cerrar os dedos continuamente ou dedos abertos; corpo tenso
Sinais vitais: FC, FR, PA e SatO$_2$	Sem variação com estímulo; hipoventilação ou apneia	< 10% variação de base com estímulo	Entre os valores de base ou normal para a idade gestacional	Aumento de 10 a 20% da base, SatO$_2$ entre 76 e 85% com estímulo; aumento rápido	Aumento > 20% do valor da base, SatO$_2$ ≤75% com estímulo; aumenta lentamente sem sincronia com a ventilação

FC: frequência cardíaca; FR: frequência respiratória; PA: pressão arterial; SatO$_2$: saturação de oxigênio. (Cortesia de Pat Hummel e Mary Puchalski. Loyola University Health System, Chicago, 2003.)

Controle da dor e da agitação

Intervenções farmacológicas

▶ Analgésicos não opioides
▶ Analgésicos narcóticos e/ou opioides
▶ Anestésicos tópicos.

Intervenções não farmacológicas

▶ Diminuição da estimulação ambiental
▶ Contenção facilitada
▶ Posicionamento
▶ Método Canguru
▶ Amamentação
▶ Sucção não nutritiva
▶ Sacarose.

▶ Procedimento: método do "cuidado canguru", *38*
▶ Modelo do cuidado neuroprotetor, *38*

Propósito do aconselhamento pré-natal

▶ Explicar os procedimentos de apoio necessários para o neonato nos primeiros dias de vida
▶ Apresentar aos pais uma visão geral das potenciais complicações da estada prolongada na Unidade de Terapia Intensiva (UTI) neonatal
▶ Informar os pais sobre a variação nas taxas de possíveis capacidades e sobre a hospitalização prolongada.

Adaptado de American Academy of Pediatrics (AAP). Prenatal care at the threshold of viability. In: Williams H. Counseling parents of VLBW infants. Neonatology 2008 Conference, Emory University School of Medicine. Atlanta; 2008.

Tabela 8.1 Etapas do processo emocional dos pais na UTI neonatal.

Primeira etapa	Choque	Sensação de impotência, muito choro, vontade de fugir da realidade
Segunda etapa	Negação	Não aceitação da realidade: "isso não pode estar acontecendo comigo", dizem os pais. Retorno à devoção religiosa, "barganha" com Deus para que a situação melhore
Terceira etapa	Tristeza, raiva, ansiedade	Sentem raiva de Deus, do médico, dos enfermeiros. Nessa fase, os pais choram muito e se retraem, ficando muito calados
Quarta etapa	Equilíbrio	Os pais começam a ficar mais tranquilos, têm mais esperança, desenvolvem confiança na equipe cuidadora, sentem-se mais aptos a cuidar do filho
Quinta etapa	Reorganização	Os pais atuam de modo mais independente, assumem a responsabilidade de cuidar do filho

UTI: unidade de terapia intensiva. (Adaptada de Dare S Jr, Iamamura PEA, Figueira BD et al. Humanização e abordagem desenvolvimentalista nos cuidados ao recém-nascido de muito baixo peso. In: Costa HPF, Marba ST. O recém-nascido de muito baixo peso. Rio de Janeiro: Atheneu; 2003. p. 85-102.)

Tabela 8.2 Benefícios do Método Canguru para os pais e para o neonato.

Pais		▸ Melhora o vínculo afetivo e o apego ▸ Aumenta o senso de controle e a competência em prestar cuidados; eleva a autoestima ▸ As visitas ao bebê tornam-se mais frequentes, o que estreita o vínculo familiar ▸ Afeta positivamente o comportamento e a mudança de humor da mãe; menor incidência de depressão ▸ Aumenta a produção de leite e o sucesso no aleitamento materno ▸ Os pais ficam mais afetuosos com o bebê por volta dos 3 aos 6 meses de vida
Neonato	Benefícios térmicos	▸ Controle térmico efetivo ▸ Sincronia térmica: a temperatura da mãe aumenta ou diminui para manter a do neonato em estado neutro, no qual não ocorre perda de calor nem utilização extra de calorias para manter a temperatura
	Benefícios cardiopulmonares	▸ Oxigenação adequada ou aumento da oxigenação ▸ Diminuição ou ausência dos períodos de apneia, bradicardia e respiração periódica ▸ Frequência cardíaca mais baixa e estável
	Benefício comportamental	▸ Aumento do período de atividade alerta ▸ Aumento do período de sono profundo ▸ Melhora na regulação própria do ciclo do sono e estado de alerta ▸ Diminuição das respostas ao estresse: baixa os níveis de cortisol e de betaendorfinas ▸ Diminuição dos períodos de choro ▸ Menos respostas à dor durante procedimentos dolorosos ▸ Melhor posicionamento corporal
	Alta hospitalar precoce	▸ Aumento do ganho ponderal ▸ Diminuição da incidência e da gravidade de infecções, caso ocorram, bem como da taxa de mortalidade ▸ Transferência para berço aberto precocemente
Interação regulatória		▸ Interação regulatória do comportamento, sucção, metabolismo endócrino, sistema imunológico
Benefícios a longo prazo		▸ Aumento da circunferência cefálica e da estatura dos 9 aos 12 meses de vida ▸ Chora menos aos 6 meses de vida ▸ Melhor desenvolvimento psicomotor e mental com 1 ano de idade ▸ Melhores medidas nas escalas de aptidão psicomotora dos 6 meses aos 2 anos de idade ▸ Melhor padrão de desenvolvimento cognitivo

Tabela 8.3 Etapas do Método Canguru.

Etapa	Descrição
Etapa 1: UTI neonatal	▶ Quando não atender os critérios para o alojamento conjunto ao nascer, o neonato a termo ou prematuro será encaminhado para a UTI neonatal, onde deverão ser iniciadas, logo que possível, a interação e a participação dos pais, com incentivo a visitas frequentes ao neonato, participação nos cuidados e incentivo à lactação ▶ Quando o neonato estiver clinicamente estável, mesmo que intubado ou com CPAP nasal, deverá ser iniciada a aplicação do Método Canguru. De preferência, sempre que possível, o método deverá ser aplicado inicialmente pela mãe, devido aos benefícios fisiológicos e psicológicos que contribuem para equilibrar seu estado no pós-parto. Posteriormente, o pai também deverá ser incentivado a realizá-lo. Mais adiante, serão apresentadas as técnicas do método na etapa 1 na UTI neonatal
Etapa 2: unidade semi-intensiva	▶ Realizada no alojamento conjunto canguru, quando o neonato se encontra clinicamente estável, com peso superior a 1.250 g, ganho de peso diário adequado por pelo menos 3 dias e nutrição enteral plena, podendo ser utilizados peito, copinho ou sonda gástrica, ou o sistema de suplemento nutricional, se for necessário. O paciente, nessa etapa, poderá receber medicação oral e mesmo intravenosa, caso seja preciso. A mãe deverá estar bem orientada sobre essa etapa e sentir-se confortável e segura do cuidado que vai prestar; também deverá contar com apoio da família para que permaneça o maior tempo possível com o filho. Os pais podem optar por aplicar o Método Canguru em tempo integral ou apenas em parte ▶ Cada quarto deverá abrigar, no máximo, duas a quatro mães com seus filhos. A disposição física do alojamento conjunto, bem como o equipamento a ser utilizado e a composição da equipe assistencial deverão seguir as recomendações locais do Ministério da Saúde
Etapa 3: domiciliar	▶ Será realizada após o neonato receber alta do hospital, com acompanhamento ambulatorial. Em geral, ele deverá estar com peso mínimo de 1.500 g, ganho de peso constante e alimentação exclusiva ao seio materno. Os pais darão continuidade ao cuidado canguru 24 h por dia em seu domicílio; eles deverão sentir-se seguros e capacitados para prosseguir com o cuidado em casa. Os familiares também deverão ser orientados sobre como manusear o neonato durante essa etapa. É fundamental o acompanhamento ambulatorial do paciente. Os pais deverão levar o filho ao acompanhamento 3 vezes na primeira semana após a alta e 2 vezes/semana a partir da segunda semana pós-alta, continuando até que ele esteja pesando 2.500 g, quando o Método Canguru não mais será necessário

CPAP: pressão positiva contínua nas vias respiratórias; UTI: unidade de terapia intensiva.

Tabela 8.4 Idade mínima para iniciar a aplicação do Método Canguru, com base no peso ao nascimento.

Peso	Dias de nascido
600 a 1.000 g	7 dias de vida ou mais (depende da estabilidade fisiológica e comportamental)
1.000 a 1.500 g	2 a 3 dias de vida ou mais (depende da estabilidade fisiológica e comportamental)
> 1.500 g	Após a estabilização fisiológica, podendo ocorrer no primeiro dia de vida

Procedimento: método do "cuidado canguru"

Critérios de inclusão no Método Canguru

- Peso ao nascimento > 600 g
- Estado clínico considerado estável: pressão arterial, temperatura corporal, frequência cardíaca, respiração e saturação de oxigênio estáveis
- Cateteres periféricos e/ou centrais (PICC e Broviac); certificar-se de que estão bem fixados
- Pacientes intubados deverão ser acompanhados por fisioterapeuta respiratório e enfermeira. Deverão estar em ventilação mecânica por pelo menos 24 horas, ventilação mecânica sincronizada (SMV) < 35 rpm e FIO_2: < 50%.

Preparo dos pais

Antes do procedimento, os pais deverão saber como será realizada a transferência do neonato e como deverão atuar durante o procedimento do Método Canguru. Isso é fundamental, principalmente nos pacientes intubados.

Modelo do cuidado neuroprotetor

O modelo de cuidado neuroprotetor baseia-se em:
- Ambiente curador
- Parceria com as famílias
- Posicionamento e manuseio do neonato
- Proteção do sono
- Alívio do estresse e da dor
- Proteção da pele
- Nutrição otimizada.

Tabela 8.5 Posição supina.

Vantagens clínicas	▶ Possibilita acesso fácil para prestar cuidados a pacientes clinicamente instáveis ▶ Indicada em casos de atelectasia pulmonar ▶ Facilita a drenagem do fluxo venoso para o cérebro ▶ Utilizada para pacientes com drenagem torácica ▶ Posição recomendada para redução do risco de síndrome da morte súbita em neonatos
Vantagens para o comportamento e o desenvolvimento	▶ Mantém a cabeça na linha mediana, reduzindo seu achatamento lateral ▶ Confere facilidade para o paciente visualizar o ambiente em que se encontra, bem como ter contato social com o cuidador e os pais
Desvantagens clínicas	▶ Diminui tensão do oxigênio, complacência pulmonar e volume corrente ▶ Produz gasto calórico ou energético maior ▶ Pode aumentar o número de episódios de apneia, bradicardia e respiração periódica em alguns pacientes ▶ Aumenta episódios de refluxo gastresofágico ▶ Risco de broncoaspiração
Desvantagens para o comportamento e o desenvolvimento	▶ Neonato apresenta mais agitação, desorganização motora, choro e alteração no estado de sono ▶ Associada à posição do arco hipertônico (hiperextensão da cabeça, do pescoço e dos ombros) ▶ Causa retração escapular ▶ Não promove flexão, dificultando as atividades de linha média ▶ Promove deformidade posicional de rotação externa de braços e pernas ▶ Associada a plagiocefalia posterior (cabeça achatada), que pode causar retardo das atividades motoras

Adaptada de Hunter J. Positioning. In: Kenner C, McGrath J (Eds.). Developmental care of newborns and infants. St. Louis: Mosby; 2004.

Tabela 8.6 Posição lateral.

Vantagens clínicas	▶ Agiliza o esvaziamento gástrico quando o neonato é posicionado em decúbito lateral direito ▶ Provoca menos refluxo do que na posição supina ▶ Melhora a oxigenação nos pacientes com problemas pulmonares, como atelectasia ou enfisema pulmonar intersticial (o lado afetado deverá estar em contato com o colchão)
Vantagens para o comportamento e o desenvolvimento	▶ Orientação para a linha mediana da cabeça e das extremidades ▶ Estimula flexão das extremidades ▶ Promove atividades com as mãos, aproximação da mão à boca ▶ Acalma o paciente ▶ Favorece que o prematuro visualize o que está ao redor ▶ Promove flexão e adução dos quadris e joelhos, prevenindo rotação externa dos quadris ▶ Incentiva os movimentos antigravitacionais, promovendo o desenvolvimento do tônus muscular
Desvantagens clínicas	▶ Na prática, quando o neonato é posicionado no lado esquerdo, observa-se lentidão no esvaziamento gástrico ▶ Contribui para uma ventilação desigual, podendo concorrer para atelectasia no lado dependente, isto é, que encontra o colchão
Desvantagens para o comportamento e o desenvolvimento	▶ Promove achatamento lateral da cabeça quando não é realizada a mudança frequente de posição ▶ Difícil para manter a flexão nos pacientes mais ativos e hipertônicos

Adaptada de Hunter J. Positioning. In: Kenner C, McGrath J (Eds.). Developmental care of newborns and infants. St. Louis: Mosby; 2004.

Tabela 8.7 Posição prona ou ventral.

Vantagens clínicas	▶ Oxigenação e ventilação: melhoram a mecânica e o volume pulmonares (aumenta PaO_2) em neonatos intubados ou não ▶ Diminui episódios de bradicardia, apneia e respiração periódica ▶ Diminui o refluxo gastresofágico quando associada a elevação da cabeceira da cama a 30° ▶ Diminui o consumo energético devido ao fato de o paciente estar mais calmo, com menos atividade ▶ Diminui o risco de broncoaspiração ▶ Diminui a perda de calor
Vantagens para o comportamento e o desenvolvimento	▶ Promove flexão das extremidades, facilitando aproximação da mão à boca, mecanismo que acalma o prematuro ▶ Facilita a extensão do pescoço e o levantamento da cabeça ▶ Acalma, diminui o choro, prolonga períodos de sono profundo ▶ Previne assimetrias posturais do tronco e distúrbios da marcha ▶ Estimula a adução de quadris e joelhos ▶ Previne a rotação externa dos quadris
Desvantagens clínicas	▶ É mais difícil executar certos procedimentos quando o paciente está nessa posição ▶ Se o paciente estiver agitado, poderá ocorrer mais facilmente extubação ▶ Dificuldade de avaliar ou observar retrações esternais e subesternais ▶ Interfere na observação de distensão abdominal ▶ Não permite que se monitore o aparecimento de descoloração da pele do abdome por ocasião do desenvolvimento de enterocolite necrosante
Desvantagens para o comportamento e o desenvolvimento	▶ Deformidade da cabeça, com achatamento lateral ▶ Pode desenvolver assimetrias motoras se não mantiver a posição correta ▶ Dificulta a exploração visual e o contato visual com o cuidador

Adaptada de Hunter J. Positioning. In: Kenner C, McGrath J (Eds.). Developmental care of newborns and infants. St. Louis: Mosby; 2004.

▶ Ruídos respiratórios, *43*
▶ Gasometria, *44*
▶ Local indicado para punção capilar superficial na região calcânea, *45*
▶ Etiologia da asfixia perinatal, *46*
▶ Métodos de CPAP nasal, *47*
▶ Ventilação mecânica, *50*

Ruídos respiratórios

Tabela 9.1 Ruídos respiratórios.

Tipo	Causas
Estertores subcrepitantes ou bolhosos (ruídos decorrentes do ar movendo-se por meio de líquido ou atelectasia)	Atelectasia, pneumonia, edema pulmonar, bronquite
Roncos (ruídos decorrentes do ar passando através de áreas constringidas em decorrência de espasmos, secreções ou edema)	Asma, enfisema, tumor, secreções, estenose
Sibilos (ruídos decorrentes do ar passando pela traqueia com lúmen diminuído)	Edema das cordas vocais, estenose traqueal, corpo estranho alojado na traqueia ou tumor que reduza o lúmen da traqueia

Tabela 9.2 Calibre da sonda de aspiração de acordo com o diâmetro da cânula endotraqueal.

Diâmetro da sonda (mm)	Número da cânula de aspiração endotraqueal
2,0	4
2,5	5
3,0	6
3,5	8
4,0	10

Gasometria

Tabela 9.3 Parâmetros da gasometria sanguínea.

Parâmetros	Valores normais
pH: equilíbrio acidobásico	7,35 a 7,45
PO_2: pressão parcial do oxigênio	50 a 80 mmHg
PCO_2: pressão parcial do gás carbônico	35 a 45 mmHg
HCO_3: concentração total do bicarbonato	22 a 26
BE: excesso de base	−4 a +4

Tabela 9.4 Tipos de acidose e alcalose.

Tipo	Causas	Tratamento
Acidose respiratória	▸ Retenção de CO_2 ▸ Hipoventilação ▸ Diminuição da ventilação alveolar ▸ Diminuição do pH	▸ Determinação da causa e ajuste do ventilador se o paciente estiver intubado ▸ Aspiração nas vias respiratórias superiores e/ou na cânula
Alcalose respiratória	▸ Aumento da ventilação alveolar ▸ Diminuição da PCO_2 e aumento do pH ▸ Hiperventilação	▸ Determinação da causa e ajuste do ventilador se o paciente estiver intubado
Acidose metabólica	▸ Aumento da produção de ácido. Nos casos de produção de ácido láctico (hipoxemia), problemas renais com retenção e perda de bicarbonato	▸ Determinação das causas e administração de bicarbonato
Alcalose metabólica	▸ Administração excessiva de bicarbonato de sódio ▸ Perda de ácido gástrico (vômito) ▸ Perda de hidrogênio pela urina ▸ Aumento da concentração de hidrogênio intracelular com deficiência de vitamina K e diarreia	▸ Determinação das causas e realização do tratamento

Tabela 9.5 Gasometria sanguínea e método de coleta.

Gasometia	Método de coleta
Gasometria de sangue arterial	Punção arterial direta Cateter arterial periférico Cateter umbilical
Gasometria de sangue capilar	Região calcânea

Local indicado para punção capilar superficial na região calcânea

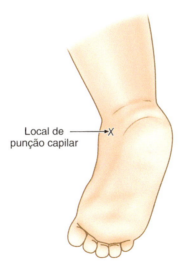

Local de punção capilar ⟶ X

Figura 9.1 Local indicado para punção superficial na região calcânea lateral externa ou interna.

Tabela 9.6 Saturação de oxigênio de acordo com a idade gestacional.

Idade gestacional	Saturação de oxigênio (%)
< 33 semanas	85 a 90
33 a 37 semanas	90 a 94
> 37 semanas	94 a 97

Adaptada de Piedmont Henry Hospital – UTI Neonatal, Stockbridge, Geórgia, EUA.

Etiologia da asfixia perinatal

Fatores	Causas
Pré-natais	• Acidente vascular encefálico • Anemia aguda crônica • Alterações metabólicas como diabetes melito • Ausência de acompanhamento pré-natal • Doenças cardíacas graves • Hipoxemia • Infecção • Isoimunização do grupo sanguíneo (Rh e ABO) • Primigesta idosa (> 35 anos de idade) • Ruptura prolongada das membranas (> 24 h) • Toxemia gravídica, hipertensão arterial, doença renal crônica e pielonefrite
Placentários	• Deslocamento prematuro de placenta • Hemorragias e infartos placentários • Implantação anômala • Senilidade placentária
Fetais	• Feto grande para a idade gestacional • Imaturidade pulmonar • Líquido amniótico contendo mecônio • Malformações congênitas • Oligo-hidrâmnio • Parto gemelar • Pós-termo • Poli-hidrâmnio • Prematuridade
Parto e nascimento	• Analgesia de parto • Apresentação anormal • Cesariana eletiva • Compressão do cordão umbilical e/ou no cordão • Fármacos sedativos ou analgésicos administrados próximo à hora do parto • Parto fórceps baixo • Uso de anestesia geral
Pós-natais	• Anomalias cardiocirculatórias congênitas • Hematológicas (anemia, hemorragia, hipovolemia e choque, hipervolemia) • Malformações congênitas, convulsões • Metabólicas (acidose respiratória e metabólica, hipo e hipertermia • Neurológicas (depressão do sistema nervoso central [SNC] por medicamentos, imaturidade do SNC) • Respiratórias (imaturidade do sistema surfactante, pneumotórax, compressão por tumores, pneumomediastino

Métodos de CPAP nasal

▶ CPAP nasal de tubo curto
▶ CPAP nasal de tubo longo
▶ Máscara nasal
▶ CPAP de bolha com máscara protetora e pronga.

Indicação, contraindicação e complicações do CPAP

Indicações
▶ Apneia da prematuridade que não responde a tratamento medicamentoso
▶ Doença da membrana hialina (síndrome de desconforto respiratório)
▶ PaO_2 50 mmHg, concentração de oxigênio 60% ou mais
▶ Desmame da ventilação mecânica
▶ Broncomalacia
▶ Displasia broncopulmonar
▶ Atelectasia
▶ Cardiopatias.

Contraindicações
▶ Hérnia diafragmática congênita
▶ Defeitos da parede abdominal (p. ex., gastrosquise e onfalocele)
▶ Defeitos da boca e do palato
▶ Atresia de esôfago
▶ Atelectasia
▶ Cardiopatias.

Complicações
▶ Pneumotórax ocorre em 5 a 15%
▶ Distensão gástrica e abdominal
▶ Irritação da mucosa nasal, podendo ocorrer necrose da asa e columela nasais
▶ Enfisema intersticial
▶ Pneumomediastino
▶ Diminuição do retorno venoso quando se utilizam altas pressões.

Recomendações
▶ Evitar fluxo excessivo, manter entre 5 e 8 ℓ ou menos. Usar o suficiente para promover o borbulhamento da água
▶ Utilizar mangueiras flexíveis e leves para evitar o deslocamento da pronga
▶ Procurar apoiar as mangueiras para não pesar e causar tração no nariz
▶ Escolher a pronga de tamanho adequado para o paciente
▶ Colocar sonda gástrica aberta para drenar o acúmulo de ar no abdome.

Tabela 9.7 Tamanho recomendado da pronga em relação ao peso do neonato.

Peso	Nº da pronga
< 700 g	0
700 g a 1.000 g	1
1 a 2 kg	2
2 a 3 kg	3
> 3 kg	4

Adaptada de Margotto PR. Assistência ao recém-nascido de risco. Escola Superior de Ciências da Saúde. 3. ed. 2013. p. 208-72.

CPAP nasal

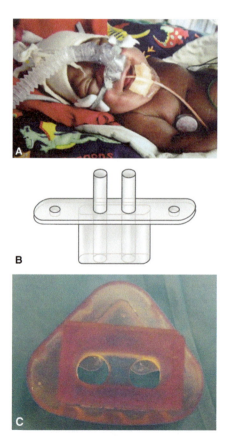

Figura 9.2 CPAP nasal. **A.** Tubo curto. **B.** Máscara nasal. **C.** Fixação da CPAP.

Tabela 9.8 Nível-alvo de saturação do oxigênio pré-ducto arterial em reanimação neonatal na sala de parto.

Minutos	Saturação de oxigênio (SP_{O_2})
1	60 a 65
2	65 a 70
3	70 a 75
4	75 a 80
5	80 a 85
10	85 a 95

Adaptada de Weiner GM, Zaichkin J (Eds.). Textbook of neonatal resuscitation. 7. ed. American Heart Association/American Academy of Pediatrics; 2016.

Material para intubação endotraqueal

▶ Estetoscópio
▶ Laringoscópio com lâmina 0 e 1
▶ Aspirador completo
▶ Sonda de aspiração oral nº 8
▶ Sondas de aspiração endotraqueal nº 6 e 8
▶ Analisador de CO_2 ou colorímetro
▶ Guia para a cânula endotraqueal
▶ Cânula endotraqueal nº 2.5, 3.0, 3.5, 4 (sendo 4 de cada)
▶ Fonte de oxigênio com fluxômetro
▶ Reanimador manual e máscara.

Tabela 9.9 Tamanho da cânula endotraqueal de acordo com o tamanho do paciente.

Peso	Idade gestacional	Cânula endotraqueal
1.000 g	< 28	2,5
1.001 a 2.000 g	28 a 34	3
2.001 a 3.000 g	34 a 38	3,5
> 3.000 g	> 38	3,6 a 4

Adaptada de Kattwinkel J, Short J, Niermeyer S (Eds.). Textbook of neonatal resuscitation. 6. ed. Elk Grove Village, IL: American Heart Association and American Academy of Pediatrics; 2011.

Tabela 9.10 Índice de Apgar.

Sinal	0	1	2
Frequência cardíaca	Ausente	< 100 bpm	> 100 bpm
Esforço respiratório	Ausente	Choro fraco, hipoventilação	Bom, chorando
Tônus muscular	Flácido	Alguma flexão	Ativo, movimentos espontâneos
Irritabilidade reflexa	Sem resposta	Algum movimento	Tosse ou espirro
Cor	Cianótico, pálido	Corpo rosado/extremidades cianóticas (acrocianose)	Completamente rosado

Adaptada de Kattwinkel J, Short J, Niermeyer S (Eds.). Textbook of neonatal resuscitation. 6. ed. Elk Grove Village, IL: American Heart Association and American Academy of Pediatrics; 2011.

Tabela 9.11 Procedimentos no atendimento de parada cardiorrespiratória na unidade de terapia intensiva (UTI) neonatal.

Identificação da parada cardiorrespiratória	Avalie e inicie o procedimento de atendimento; acione a equipe de atendimento
Oxigenação	Mantenha pérvias as vias respiratórias; aspire secreções; posicione o paciente; utilize ventilação com oxigênio por meio de reanimador manual ou intubação endotraqueal para promover a oxigenação
Parada cardiovascular	Instale o monitor cardíaco; avalie a pulsação dos grandes vasos periféricos; inicie a compressão cardíaca externa para promover a circulação
Medicamentos	Acesso venoso pérvio; prepare e administre as medicações de emergência prescritas; prepare as administrações contínuas cardioplégicas (dopamina, dobutamina e isoproterenol) para promover a manutenção da condutibilidade e a perfusão cardiovascular e renal

Ventilação mecânica

▶ Ventilação convencional
▶ Ventilação mandatória sincronizada
▶ Ventiladores limitados à pressão e clicados a tempo
▶ Ventiladores de alta frequência.

Indicação e tipos

Traqueostomia

Esta técnica é aplicada em pacientes dependentes de ventilação mecânica e/ou com anomalias congênitas (estenose da laringe, atresia de coanas e síndrome de Pierre Robin.

Intervenções

▶ Realizar limpeza no local da traqueostomia 2 vezes/dia ou quando necessário
▶ Utilizar solução de água oxigenada diluída a 1:1 com água estéril e preparação para cada uso. Nota: a água oxigenada perde suas propriedades quando exposta a luz
▶ Utilizar cotonetes embebidos na solução de água oxigenada diluída para a limpeza da área ao redor do estoma
▶ Retirar a solução de água oxigenada com um cotonete embebido em água estéril.

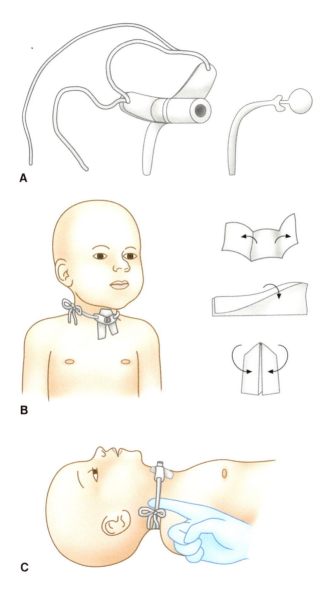

Figura 9.3 Traqueostomia.

Taquipneia transitória do recém-nascido

Quadro clínico

- Gemidos respiratórios e cianose (ocorrem ocasionalmente)
- Taquipneia com frequência respiratória > 100 rpm
- Taquipneia persistente sem dispneia (resolve-se em aproximadamente 5 dias)
- Retrações intercostais mínimas ou ausentes
- Ruídos respiratórios normais
- Respiração gemente e batimento das aletas nasais podem estar presentes
- O processo resolve-se em 12 a 72 horas
- Saturação de oxigênio dentro dos parâmetros normais.

Síndrome do desconforto respiratório

Quadro clínico

- Dispneia ou respiração superficial
- Imediatamente após o parto ou nas primeiras 6 horas de vida ocorre insuficiência respiratória, com piora progressiva nas 48 horas seguintes
- Aumento progressivo da frequência respiratória > 60 rpm
- Taquipneia
- Retrações esternais e intercostais marcadas
- Batimentos das aletas nasais
- Diminuição difusa do murmúrio vesicular
- Cianose central
- Gemidos respiratórios com o recém-nascido em repouso
- Ausculta pulmonar: diminuição dos ruídos respiratórios
- Insuficiência respiratória
- Aumento progressivo dos requerimentos de oxigênio
- Acidose respiratória e metabólica
- Palidez causada pela vasoconstrição periférica.

Pneumonia

Quadro clínico

- Estresse respiratório (taquipneia, deterioração respiratória, aumento do requerimento de oxigênio, apneia, aumento de retrações, hipoxemia, aumento do pCO_2 arterial

- Diminuição dos sons pulmonares
- Hipoglicemia
- Instabilidade térmica.

Hipertensão pulmonar

Quadro clínico

- Ocorre em neonatos perto do termo
- História de hipoxemia ou asfixia ao nascer
- Cianose (apesar da administração de oxigênio)
- Desconforto respiratório sem lesões pulmonares ou cardíacas aparentes
- Taquipneia
- Sopro cardíaco que persiste após o nascimento
- Hipotensão arterial
- Hipoxemia com $PO_2 < 50$ mmHg
- Diferença na oximetria pré e pós-ducto
- Sopro sistólico
- Insuficiência cardíaca congestiva decorrente de sobrecarga do ventrículo esquerdo
- Anormalidades metabólicas, diminuição do débito urinário.

Pneumotórax

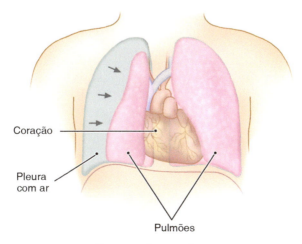

Coração

Pleura
com ar

Pulmões

Figura 9.4 Pneumotórax.

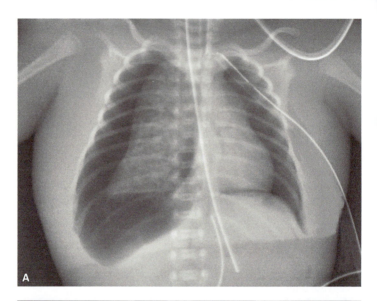

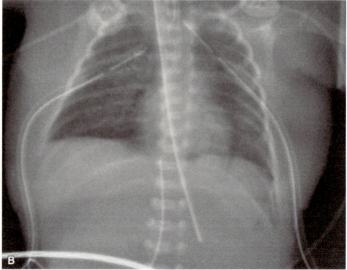

Figura 9.5 Radiografias de tórax indicando pneumotórax antes (A) e após (B) a drenagem.

Quadro clínico

▶ Quadro clínico lento
  • Irritabilidade, agitação
  • Letargia
  • Taquipneia, taquicardia, aumento da pressão arterial
  • Aumento do uso dos músculos acessórios, com retrações acentuadas, gemido respiratório e batimentos das asas do nariz
  • Aumento paulatino da dispneia, com diminuição da oxigenação e perfusão
▶ Quadro clínico súbito
  • Cianose generalizada
  • Diminuição da amplitude do complexo QRS (observado no monitor cardíaco)
  • Dispneia acentuada
  • Diminuição dos ruídos respiratórios
  • Bulhas cardíacas diminuídas, desviadas ou abafadas
  • Hipotensão arterial grave e perfusão periférica diminuída
  • Enfisema subcutâneo
  • Gasometria: hipoxemia, hipercapnia, acidose respiratória e metabólica
  • Parada cardíaca e morte.

Tratamento e drenagem

Pacientes assintomáticos

Nos pacientes assintomáticos, sem doença respiratória associada, não é necessário intervir, pois em poucos dias ocorre a reabsorção do ar na pleura e o processo se resolve. Caso ocorra estresse respiratório moderado, deve-se administrar oxigênio a 100% por meio do capacete.

Pacientes sintomáticos

▶ Toracocentese ou drenagem de tórax.

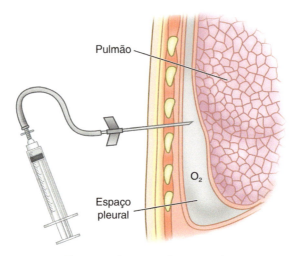

Figura 9.6 Drenagem de pneumotórax.

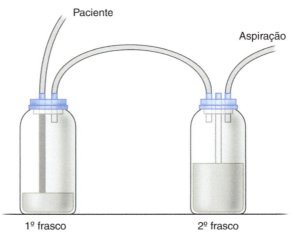

Figura 9.7 Sistema de drenagem torácica com dois frascos (conectados à aspiração).

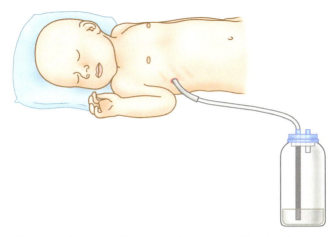

Figura 9.8 Sistema de drenagem torácica por gravidade (um frasco).

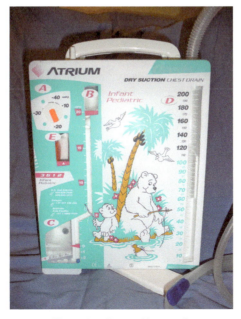

Figura 9.9 Sistema Pleuvorac®.

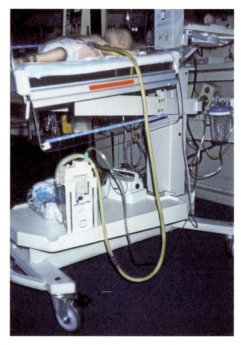

Figura 9.10 Posição da drenagem em relação ao paciente.

▶ Anatomia normal do coração, *59*
▶ Etiologia da insuficiência cardíaca congestiva, *62*
▶ Débito cardíaco, *63*
▶ Valor normal da pressão arterial, *63*
▶ Arritmias cardíacas neonatais que afetam a hemodinâmica, *63*

Anatomia normal do coração

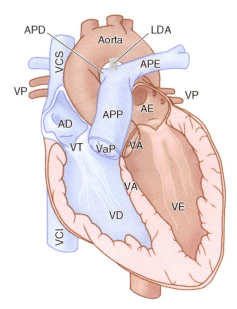

Figura 10.1 Anatomia normal do coração e circulação. AE: átrio esquerdo; APD: artéria pulmonar direita; APE: artéria pulmonar esquerda; APP: artéria pulmonar principal; LDA: ligamento do ducto arterioso; VA: válvula aórtica; VaP: válvula pulmonar; VCI: veia cava inferior; VCS: veia cava superior; VD: ventrículo direito; VE: ventrículo esquerdo; VP: veias pulmonares; VT: válvula tricúspide.

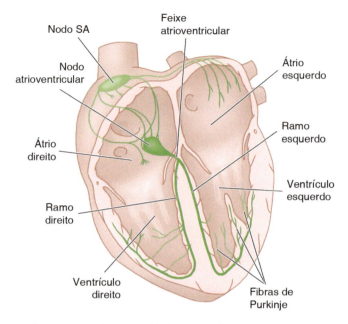

Figura 10.2 Nodo sinoatrial (*SA*) e sistema de Purkinje do coração.

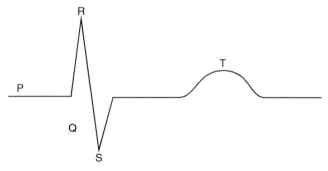

Figura 10.3 QRS normal.

Tabela 10.1 Pressão arterial de acordo com as horas de nascido.

Peso ao nascimento	Pressão	Hora											
		1	2	3	4	5	6	7	8	9	10	11	12
1.001 a 2.000 g	Sistólica	49	49	51	52	53	52	52	52	51	51	49	50
	Diastólica	26	27	28	29	31	31	31	31	31	30	29	30
	Média	35	36	37	39	40	40	39	39	38	37	37	38
2.001 a 3.000 g	Sistólica	59	57	60	60	61	58	64	60	63	61	60	59
	Diastólica	32	32	32	32	33	34	37	34	38	35	35	35
	Média	43	41	43	43	44	43	45	43	44	44	43	42
Acima de 3.000 g	Sistólica	70	67	65	65	66	66	67	67	68	70	66	66
	Diastólica	44	41	39	41	40	41	41	41	44	43	41	41
	Média	53	51	50	50	51	50	50	51	53	54	51	50

Adaptada de Ki Herman JA, Phibbs RH, Tooley WH. Pediatrics, 44:959, 1969. In: Avery GB. Neonatologia. Philadelphia: JB Lippincott Co.; 1978. p. 994.

Tabela 10.2 Tamanho dos manguitos de acordo com o peso do recém-nascido.

Tamanho	Largura	Comprimento	Peso
Pequeno	3,5 cm	15 cm	< 1.500 g
Médio	4 cm	19 cm	1.501 a 2.500 g
Grande	5 cm	24 cm	> 2.500 g

As medidas desses parâmetros são aproximadas; lembre-se de que o manguito não deve medir mais que dois terços da distância entre o cotovelo e o ombro, nem menos da metade desse comprimento.

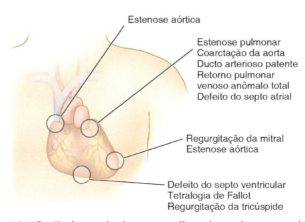

Estenose aórtica

Estenose pulmonar
Coarctação da aorta
Ducto arterioso patente
Retorno pulmonar
venoso anômalo total
Defeito do septo atrial

Regurgitação da mitral
Estenose aórtica

Defeito do septo ventricular
Tetralogia de Fallot
Regurgitação da tricúspide

Figura 10.4 Região de ausculta de sopros cardíacos de acordo com a patologia. (Adaptada de Kenner C, Lott JW, Flandermeyer AA. Comprehensive neonatal nursing. 2. ed. Philadelphia: WB Saunders; 1998.)

Etiologia da insuficiência cardíaca congestiva

Os fatores que colaboram para a insuficiência cardíaca congestiva são:

- Infecções que causam lesões no miocárdio, debilitando ou limitando sua função
- Alterações metabólicas, como acidose, hipoglicemia, hipocalcemia, levando à diminuição da contratilidade do miocárdio e sua vascularização
- Alterações no ritmo cardíaco, como taquicardia supraventricular paroxística
- Anomalias estruturais do coração.

Quadro clínico da insuficiência cardíaca congestiva

- Taquipneia persistente com retrações intercostais marcantes
- Taquicardia
- Pulsos periféricos assimétricos
- Hepatomegalia
- Precórdio hiperativo
- Ritmo cardíaco galopante
- Arritmias cardíacas
- Diminuição do tônus muscular
- Sudorese
- Perfusão capilar lenta
- Irritabilidade
- Débito urinário diminuído
- Edema periférico
- Palidez
- Extremidades frias
- Dificuldade de sucção (lenta)
- Cardiomegalia
- Estertores e sibilos pulmonares
- Falência de crescimento
- Dificuldade de alimentar-se.

Cardiopatias dependentes do ducto arterioso patente

- Estenose aórtica
- Tetralogia de Fallot com atresia pulmonar
- Transposição dos grandes vasos
- Estenose da artéria pulmonar grave ou atresia da artéria pulmonar
- Síndrome do coração esquerdo hipoplásico
- Coarctação grave da aorta e arco aórtico interrompido.

Débito cardíaco

O débito cardíaco é definido pela quantidade de sangue bombeada pelo ventrículo esquerdo para a aorta a cada minuto.

Seu cálculo se dá pela fórmula:

$$DC = FC \times (VDF - VSF)$$

Abreviações

- ▶ DC: débito cardíaco
- ▶ FC: frequência cardíaca
- ▶ VSF: volume sistólico final
- ▶ VDF: volume diastólico final.

Valor normal da pressão arterial

De acordo com a idade gestacional

Tabela 10.3 Valores da pressão arterial normais de acordo com a idade gestacional.

Idade gestacional	Sistólica	Diastólica	Média	Hipertensão sistólica	Hipotensão diastólica
A termo	56 a 77 mmHg	33 a 50 mmHg	42 a 60 mmHg	> 90 mmHg	> 60 mmHg
Prematuro	Varia com o peso e a idade gestacional	Varia com o peso e a idade gestacional	Similar a idade gestacional (26 a 32 semanas de gestação)	> 80 mmHg	> 50 mmHg

Adaptada de Sadowski SL. Cardiovascular disorders. In: Verklan MT, Walden M (Eds.). Core curriculum for neonatal intensive care nursing. 3. ed. St. Louis: Elsevier Saunders; 2004. p. 584-642.

Arritmias cardíacas neonatais que afetam a hemodinâmica

Classificação dos sopros cardíacos

Tabela 10.4 Classificação dos sopros cardíacos.

Grau	Classificação
I	Praticamente inaudível
II	Fraco e suave, mas facilmente audível
III	Intensidade moderada
IV	Sopro alto, com som sibilante
V	Sopro alto e áspero, audível com o estetoscópio tocando levemente o tórax

Adaptada de Kenner C, Lott JW, Flandermeyer AA. Comprehensive neonatal nursing. 2. ed. Philadelphia: WB Saunders; 1998.

Contrações atriais prematuras

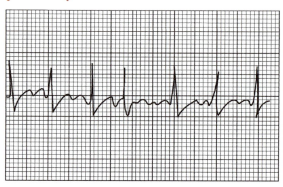

Figura 10.5 Contrações atriais prematuras.

Contrações ventriculares prematuras

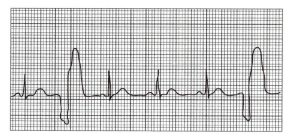

Figura 10.6 Contrações ventriculares prematuras.

Bradicardia e arritmia sinusal

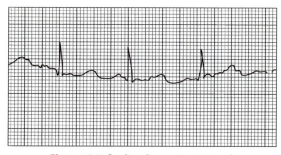

Figura 10.7 Bradicardia e arritmia sinusal.

Taquipneia ventricular paroxística

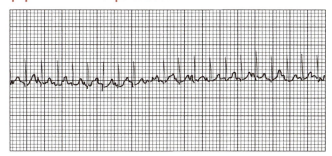

Figura 10.8 Taquicardia ventricular paroxística.

Flutter atrial

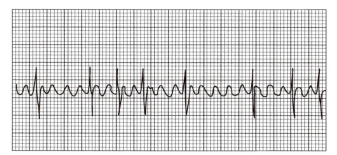

Figura 10.9 *Flutter* atrial.

Bloqueio completo

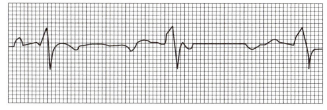

Figura 10.10 Bloqueio completo.

Distúrbios Neurológicos

▶ Etapas do desenvolvimento cerebral fetal, *67*
▶ Etiologia e fatores associados à hemorragia craniana peri-intraventricular, *69*
▶ Hidrocefalia, *71*
▶ Encefalopatia hipóxico-isquêmica, *73*
▶ Malformações na coluna, *75*
▶ Causas de disfunção do sistema nervoso central, *78*
▶ Etiologia das convulsões no recém-nascido de acordo com o início dos sinais, *79*
▶ Posicionamento do paciente para punção lombar, *80*

Etapas do desenvolvimento cerebral fetal

Tabela 11.1 Etapas do desenvolvimento cerebral fetal.

Neurulação	3 a 4 semanas	–
Segmentação	2 a 3 meses	–
Proliferação dos neurônios	3 a 4 meses	Ocorre principalmente no cerebelo
Proliferação glial	5 meses	Ocorre no crescimento do cérebro
Migração neural para o sistema nervoso central	3 a 5 meses	Entre a 20ª e a 24ª semana de gestação todos os neurônios já existem
Organização	5 meses a 2 anos	–
Mielinização	Inicia-se por volta da 20ª semana de gestação até a vida adulta	–

Adaptada de Wiznitzer M. Fetal brain development and the impact of premature birth: evaluation through technology. In: Developmental Interventions in Neonatal Care Conference. Las Vegas; 2007. p. 32.

Avaliação neurológica neonatal

Reflexos neonatais

Tabela 11.2 Reflexos neonatais.

Reflexos	Início intrauterino (semanas)	Bem estabelecido (semanas)	Desaparece (meses)
Sucção	26 a 28	32 a 34	12
Procura	28	32 a 34	3 a 4
Apreensão	28 a 32	32 (5 a 6 meses: apreensão voluntária)	–
Moro	28 a 32	37	6 a 8
Babinski	34 a 36	38	12
Piscamento	25	–	Não desaparece
Deglutição	12	32 a 34	Não desaparece
Audição	28	–	–
Engasgo	26 a 28	–	Não desaparece

Adaptada de Volpe JJ. Neurology of the newborn. 4. ed. Philadelphia: WB Saunders; 2001; e de Gardner SL, Carter BS, Enzman-Hines M, Hernandez JA. Merenstein & Gardners Handbook of Neonatal Intensive Care. 7. ed. Mosby-Elsevier; 2011. p 275.

Etiologia e fatores associados à hemorragia craniana peri-intraventricular

Tabela 11.3 Etiologia e fatores associados à hemorragia craniana peri-intraventricular.

Fatores vasculares ou extravasculares	▶ Fragilidade capilar, comum nos prematuros ▶ Deficiência do suporte vascular ▶ Vulnerabilidade dos capilares da matriz a hipoxia ou isquemia
Fatores intravasculares	▶ Oscilação do fluxo sanguíneo cerebral (aumento de 10% na pressão arterial) ▶ Administração rápida de expansores de volume e soluções hipertônicas ▶ Hipoglicemia ou hiperglicemia ▶ Aumento da P_{CO_2} ▶ Diminuição do hematócrito ▶ Hipertensão intracraniana ▶ Hipotensão ou hipertensão arterial ▶ Aumento da pressão venosa cerebral: asfixia ou hipoxia ▶ Distúrbios respiratórios ▶ Parto normal com distocia ▶ Alterações na anatomia venosa cerebral ▶ Distúrbios da coagulação e das plaquetas ▶ Agitação ou dor não tratada ▶ Manipulação excessiva do recém-nascido ▶ Aspiração endotraqueal ▶ Convulsão ▶ Pneumotórax ▶ PCA ▶ Síndrome de angústia respiratória ▶ Aumento do fluxo sanguíneo cerebral ▶ Acidose metabólica ▶ Mudanças rápidas do pH sanguíneo ▶ Hipotermia ou hipertermia ▶ Estressores ambientais

PCA: persistência do canal arterial. (Adaptada de Angeles DM. Periventricular-intraventricular hemorrhage: pathophysiology and prevention. In: The National Conference of Neonatal Nursing, 1998, Anaheim, California. California: Contemporary Foruns; 1998; p. 51-4.)

Percentuais de hemorragias cranianas peri-intraventriculares de acordo com as horas de nascido

Tabela 11.4 Percentuais de hemorragias cranianas peri-intraventriculares de acordo com as horas de nascido.

Horas de nascido	Percentuais (%)
Próximo de 24 h	50
Próximo de 48 h	80
Próximo de 72 h	90

Adaptada de Volpe JJ. Neurology of the newborn. 4. ed. Philadelphia: WB Saunders; 2001.

Esquema dos graus de hemorragia craniana peri-intraventricular

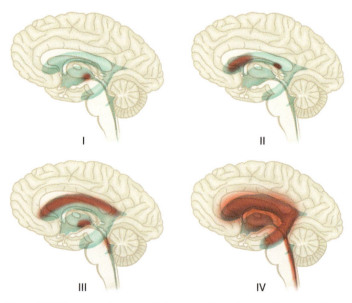

I

II

III

IV

Figura 11.1 Esquema dos graus de hemorragia craniana peri-intraventricular. (Adaptada de Lynam L, Verklan MT. Neurologic disorders. In: Verklan MT, Walden M. Core curriculum for neonatal intensive care nursing. St. Louis: Elsevier/ Saunders; 2004; p. 821-57.)

Diagnóstico

▶ Quadro clínico
▶ Ultrassonografia cerebral
▶ Tomografia computadorizada do crânio
▶ Ressonância magnética
▶ Punção lombar.

Tabela 11.5 Taxas de mortalidade e morbidade de acordo com o grau de hemorragia craniana peri-intraventricular.

Grau	Taxa de mortalidade	Taxa de morbidade (incidência de sequelas neurológicas)
I	15%	15%
II	20%	30%
III	40%	40%
IV	60%	90%

Adaptada de Angeles DM. Periventricular-intraventricular hemorrhage: pathophysiology and prevention. In: The National Conference of Neonatal Nursing, 1998, Anaheim, California. California: Contemporary Foruns; 1998; p. 51-4.

Hidrocefalia

Hidrocefalia é o resultado de acúmulo ou excesso de líquido cefalorraquidiano nos ventrículos ou nos espaços subaracnoides.

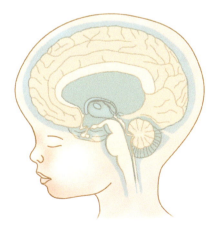

Figura 11.2 Hidrocefalia. (Adaptada de Lynam L, Verklan MT. Neurologic disorders. In: Verklan MT, Walden M. Core curriculum for neonatal intensive care nursing. St. Louis: Elsevier/Saunders; 2004; p. 821-57.)

Quadro clínico

- Aumento rápido do perímetro cefálico
- Fontanela anterior cheia, abaulada ou tensa
- Distensão das veias do couro cabeludo
- Estiramento da pele
- Divergência ou afastamento de estruturas cranianas
- Aumento e tensão das fontanelas
- Olhar de "sol poente"
- Desvio do olhar conjugado para baixo
- Sinais de hipertensão intracraniana, como vômito, irritabilidade, letargia, apneia e bradicardia
- Desenvolvimento neuropsicomotor retardado
- Crises convulsivas.

Encefalopatia hipóxico-isquêmica

Tabela 11.6 Etiologias da asfixia perinatal.

Fatores	Causas da asfixia
Pré-natais	▶ Acidente vascular encefálico ▶ Anemia aguda ou crônica ▶ Alterações metabólicas, como diabetes melito ▶ Ausência de acompanhamento pré-natal ▶ Doenças cardíacas graves ▶ Hipoxemia ▶ Hipotensão arterial ▶ Infecção ▶ Isoimunização de grupos sanguíneos (Rh e ABO) ▶ Primigesta idosa (> 35 anos) ▶ Ruptura prolongada das membranas (> 24 h) ▶ Toxemia gravídica, hipertensão arterial, doença renal crônica e pielonefrite
Placentários	▶ Descolamento prematuro da placenta ▶ Hemorragias e infartos placentários ▶ Implantação anômala ▶ Senilidade placentária
Fetais	▶ Feto grande para a idade gestacional ▶ Imaturidade pulmonar ▶ Líquido amniótico contendo mecônio ▶ Malformações congênitas ▶ Oligo-hidrâmnio ▶ Parto gemelar ▶ Pós-termo ▶ Poli-hidrâmnio ▶ Prematuridade
Trabalho de parto e nascimento	▶ Analgesia de parto ▶ Apresentação anormal ▶ Cesariana eletiva ▶ Compressão do cordão umbilical e/ou nó do cordão ▶ Fármacos sedativos ou analgésicos (administrados próximo à hora do parto) ▶ Parto a fórceps baixo ▶ Uso de anestesia geral
Pós-natais	▶ Cardiocirculatórias congênitas ▶ Hematológicas (anemia, hemorragia, hipovolemia e choque, hipervolemia) ▶ Malformações congênitas e convulsões ▶ Metabólicas (acidoses respiratória e metabólica, hipo e hipertermia) ▶ Neurológicas (depressão do SNC por medicamentos, imaturidade do SNC) ▶ Respiratórias (imaturidade do sistema surfactante, pneumotórax, compressão por tumores, pneumomediastino)

SNC: sistema nervoso central.

Quadro clínico

Tabela 11.7 Quadro clínico da encefalopatia hipóxico-isquêmica.

Primeiras 12 h de vida	Torpor profundo ou coma, respiração periódica ou irregular, pupilas reagentes à luz (> 32 semanas de gestação), respostas oculomotoras positivas, hipotonia generalizada, convulsões tônicas e clônicas. As convulsões tônicas são observadas primeiramente no recém-nascido pré-termo, e as clônicas multifocais, no recém-nascido a termo
12 a 24 h de vida	Melhora aparente do nível de consciência em convulsões mais frequentes e graves, apneia, tremores, hipotonia mais acentuada nos membros superiores do recém-nascido pré-termo
24 a 72 h de vida	O nível de consciência pode deteriorar-se, e podem sobrevir torpor profundo ou coma, novamente com parada respiratória frequente, distúrbios oculomotores e pupilares e deterioração (súbita possibilidade de hemorragia intracraniana); o óbito é mais frequente
> 72 h de vida	Melhora do nível de consciência, distúrbios na sucção, na deglutição e nos movimentos de fasciculação da língua; a hipotonia é mais acentuada do que a hipertonia, e a hemiparesia é mais observada nos recém-nascidos a termo

Malformações na coluna

Lipomeningocele

Trata-se de lipoma ou tumor de tecido adiposo, coberto de pele e localizado na coluna lombossacra; o cordão espinal apresenta-se intacto, com poucas vértebras faltando. Podem ocorrer problemas no controle urinário e na função musculoesquelética das extremidades inferiores.

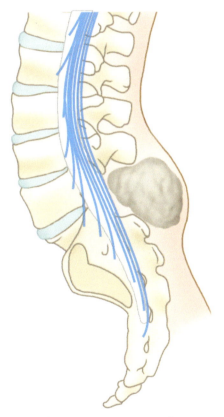

Figura 11.3 Lipomeningocele.

Meningocele

Malformação congênita do tubo neural que ocorre na fase de neurulação secundária. Caracteriza-se por abertura anômala da coluna vertebral, em geral na altura de L5 e S1, com protusão das meninges, formando uma lesão cística preenchida pelo líquido cefalorraquidiano, sem elementos nervosos em seu interior, quando protegida por epiderme normal ou apresentando "tufos " de pelos, pele hemangiomatosa e pequeno enrugamento.

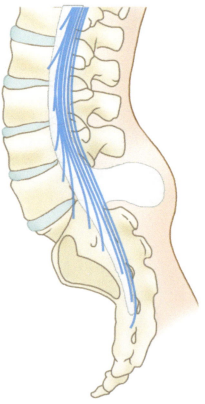

Figura 11.4 Meningocele.

Mielomeningocele

Malformação congênita decorrente de defeito na fusão do tubo neural na fase primária de neurulação, com o comprometimento dos elementos nervosos, das raízes e da medula. Conhecida como espinha bífida aberta, ocorre com frequência nas regiões toracolombar, lombar e lombossacra. O cordão espinal e as meninges apresentam-se expostas na superfície dorsal, que é coberta por uma fina camada de epiderme. Pode estar fechada ou um pouco aberta, ocasionando pequeno vazamento de líquido cefalorraquidiano. A maioria dos casos de mielomeningocele apresenta cobertura incompleta da pele. Trata-se de um defeito mais grave que tem consequências neurológicas mais comprometedoras.

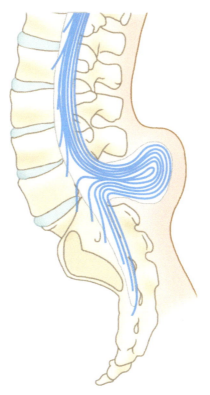

Figura 11.5 Mielomeningocele.

Causas de disfunção do sistema nervoso central

- Pré-natal:
  - Sofrimento fetal crônico
  - Diabetes materna
  - Infecções (rubéola, toxoplasmose, herpes simples, citomegalovírus)
  - Disfunções vasculares (isquemia cerebral, hemorragia, trombose e embolia)
  - Malformações congênitas
  - Uso de substâncias e drogas ilícitas
- Durante o trabalho de parto:
  - Lesão mecânica do parto
  - Fórceps alto
  - Desproporção cefalopélvica
  - Hemorragia subdural e subaracnóidea
  - Fratura com depressão de crânio
  - Lesão da medula espinal
  - Apresentação pélvica
- Pós-natal:
  - Hipoxemia
  - Crises de apneia
  - Bradicardia
  - Hipotensão arterial
  - Parada cardiorrespiratória
  - Infecções (meningoencefalite bacteriana ou viral)
  - Alterações metabólicas: hipoglicemia, hipocalcemia, hipomagnesemia, hiponatremia, hipernatremia, galactosemia, hiperviscosidade, entre outras.

Etiologia das convulsões no recém-nascido de acordo com o início dos sinais

Tabela 11.8 Etiologia das convulsões no recém-nascido, de acordo com o início dos sinais.

Início das convulsões	Etiologia
Primeiras 12 a 14 h	▶ Encefalopatia hipóxico-isquêmica ▶ Infecções congênitas (p. ex., herpes, toxoplasmose, citomegalovírus e rubéola) ▶ Disgenesia cerebral ▶ Hemorragia cerebral ▶ Anomalias congênitas do SNC ▶ Dependência, da gestante, de piridoxina (resistente aos anticonvulsivantes) ▶ Histórico familiar de convulsões neonatais ▶ Kernicterus
1 a 2 dias de vida	▶ Intoxicação por anestésicos locais (lidocaína ou mepivacaína) ▶ Hemorragia craniana intraventricular ▶ Contusão cerebral ▶ Hemorragia intracraniana ▶ Alterações metabólicas ▶ Dependência de drogas ilícitas decorrente de uso pela gestante ▶ Distúrbios dos aminoácidos
Acima de 3 dias de vida	▶ Infecção intracraniana (bacteriana ou não) ▶ Disgenesias corticocerebrais ▶ Erros inatos do metabolismo (defeitos do ciclo da ureia, aminoacidemias e acidemia orgânica)

Posicionamento do paciente para punção lombar

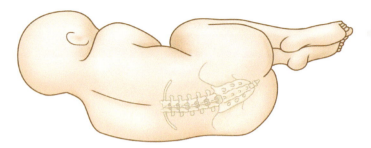

Figura 11.6 Posicionamento para punção lombar.

12 Distúrbios Hidreletrolítico e Metabólico

▶ Distúrbios nos níveis de cálcio, *82*
▶ Distúrbios nos níveis de glicose, *82*
▶ Distúrbios nos níveis de potássio, *83*

Tabela 12.1 Administração de líquidos de acordo com peso e tempo de nascido.

Primeiras 24 h de vida	
< 1.000 g	100 a 150 mℓ/kg/24 h
1.000 a 1.500 g	80 a 100 mℓ/kg/24 h
1.501 a 2.500 g	60 a 80 mℓ/kg/24 h
Com 24 a 48 h de vida	
< 1.000 g	120 a 150 mℓ/kg/24 h
1.000 a 1.500 g	100 a 120 mℓ/kg/24 h
1.501 a 2.500 g	80 a 120 mℓ/kg/24 h
Após 48 h de vida	
< 1.000 g	140 a 190 mℓ/kg/24 h
1.000 a 1.500 g	120 a 160 mℓ/kg/24 h
1.501 a 2.500 g	120 a 140 mℓ/kg/24 h

Adaptada de Doherty EG, Simmons CF. Fluid and eletrolyte management. In: Cloherty JP, Eichenwald EC, Stark AR. Manual of neonatal care. 6. ed. Philadelphia/Baltimore/New Yourk: Lippincott Williams & Wilkins; 2008. p. 100-13.

Distúrbios nos níveis de cálcio

▶ O cálcio é um elemento importante para manutenção da permeabilidade da parede celular; participa do sistema de coagulação e é necessário para a transmissão dos impulsos nervosos e da contração muscular.

▶ Consideram-se normais os seguintes níveis: cálcio total, 9,1 a 10,6 mg/dℓ; cálcio ionizado, 3,5 a 4,0 mg/dℓ

Hipocalcemia

▶ Quando os níveis totais de cálcio são de 7 mg/dℓ, e de cálcio ionizado, 4,4 mg/dℓ.

Quadro clínico

▶ Início precoce: apneia, irritabilidade, tremores, abalos, tetania, hipertonia, convulsões, alterações no ECG (intervalo QT prolongado), arritmias

▶ Início tardio: desmineralização óssea, fraturas, fosfatase alcalina elevada, raquitismo.

Hipercalcemia

▶ Quando os níveis de cálcio total forem > 11 mg/dℓ ou de cálcio ionizado > 5,4 mg/dℓ.

Quadro clínico

▶ Poliúria, bradicardia, constipação intestinal.

Distúrbios nos níveis de glicose

Hipoglicemia

▶ Quando os níveis estão < 40 mg/dℓ em neonatos a termo saudáveis e < 45 mg/dℓ em neonatos a termo enfermos e prematuros.

Hiperglicemia

▶ Quando os níveis de glicose são > 180 mg/dℓ.

Distúrbios nos níveis de potássio

Hipopotassemia

▶ Quando o nível de potássio no soro é < 3,5 mEq/ℓ.

Etiologia

▶ Aumento da perda de potássio
  - Via gástrica (diarreia, vômitos, secreções gástricas aumentadas)
  - Alterações renais
  - Medicamentos: diuréticos, insulina, bicarbonato de sódio, terapia com corticosteroides, anfotericina, gentamicina e carbenicilina
  - Alcalose
  - Hipercalcemia e hipomagnesemia.

Quadro clínico

▶ Distensão abdominal e diminuição da motilidade intestinal
▶ Fraqueza muscular
▶ Efeitos cardíacos, como depressão do segmento ST, prolongamento do intervalo P-R e arritmias.

Hiperpotassemia

▶ Quando o nível de potássio no soro está em 6,5 mEq/ℓ.

Etiologia

▶ Infusão excessiva de potássio
▶ Transfusão de sangue
▶ Prematuridade do sistema renal
▶ Troca do potássio do compartimento intracelular para o extracelular (hemorragia, equimose, ruptura rápida de tecidos, acidose).

Quadro clínico

▶ A toxicidade cardíaca é o maior risco e pode ser facilmente observada por meio de mudança no traçado do eletrocardiograma (ECG); pode ocorrer fibrilação Ventricular
▶ Fraqueza muscular, letargia, hipotonia e tetania.

Tabela 12.2 Causas e tratamento de acidose e alcalose.

Tipo	Causas	Tratamento
Acidose respiratória	Retenção de CO_2 Hipoventilação Diminuição da ventilação alveolar Diminuição do pH	Determinação da causa e ajuste do ventilador se o paciente estiver intubado Aspiração nas vias respiratórias superiores e/ou na cânula
Alcalose respiratória	Aumento da ventilação alveolar Diminuição da PCO_2 e aumento do pH Hiperventilação	Determinação da causa e ajuste do ventilador se o paciente estiver intubado
Acidose metabólica	Aumento da produção de ácido. Nos casos de produção de ácido láctico (hipoxemia), problemas renais com retenção e perda de bicarbonato	Determinação das causas e administração de bicarbonato
Alcalose metabólica	Administração excessiva de bicarbonato de sódio Perda de ácido gástrico (vômito) Perda de hidrogênio pela urina Aumento da concentração de hidrogênio intracelular com deficiência de vitamina K e diarreia	Determinação das causas e realização do tratamento

13 Distúrbios Gastrintestinais

- Avaliação do Abdome, *84*
- Exigências nutricionais do recém-nascido a termo e do prematuro, *86*
- Perdas calóricas em 24 horas, *86*
- Composição nutricional do leite materno oferecido a neonatos a termo e a prematuros 28 dias após o nascimento, *87*
- Desenvolvimento e maturação do reflexo de sucção, *87*
- Fatores que contribuem para aumentar ou reduzir a produção de leite materno e o aleitamento, *88*
- Administração de líquidos de acordo com o peso e o tempo de nascido, *89*
- Posição antirrefluxo, *89*
- Hipoglicemia, *90*
- Resíduo gástrico, *90*
- Enterocolite necrosante, *91*
- Tipos de atresia, incidência e quadro clínico, *92*
- Nutrição enteral e parenteral, *97*

Avaliação do Abdome

Tabela 13.1 Avaliação do abdome.

Inspeção	
Tamanho e forma	Arredondado, macio, simétrico
	Distensão pode indicar obstrução intestinal, infecção
	Escafoide está associado a hérnia diafragmática
Músculos abdominais	Externalização dos órgãos abdominais: gastrosquise e onfalocele, extrofia da bexiga
	Hérnias umbilical, femoral e inguinal
Cordão umbilical	Coloração normalmente esbranquiçada; se amarelo ou esverdeado, pode significar presença de mecônio dentro do útero
	Avermelhado e com odor forte, pode ser sinal de infecção
	Grosso e gelatinoso: em neonatos grandes para a idade gestacional
	Fino e pequeno: típico de neonatos com crescimento intrauterino restrito
	Grosso e anormal: pode ser decorrente de herniação de uma alça intestinal
	Conta com três vasos: duas artérias e uma veia
Movimentos	Move-se com a respiração; caso não haja sincronia nos movimentos, pode ser indicativo de alguma doença no sistema nervoso central, irritação peritoneal ou estresse respiratório
	Peristalse normalmente não é visível; caso ocorra, pode indicar estenose hipertrófica do piloro
Ausculta	
Ruídos intestinais	Audíveis 15 a 30 min após o nascimento
	Hiperatividade ou hipoatividade dos ruídos intestinais não representam patologias quando analisadas isoladamente
	Aumento dos ruídos pode indicar má rotação intestinal, doença de Hirschsprung, diarreia
	Diminuição dos ruídos pode indicar paralisia do íleo
Palpação	
Tônus	Avaliar tônus abdominal, existência de alguma massa, líquido e aumento do fígado

Monitoramento nutricional

Tabela 13.2 Monitoramento nutricional.

Parâmetro	Frequência	O que observar
Exame físico	Diariamente	Atividade física, perda muscular, gordura subcutânea
Peso	Nos neonatos < 1.500 g e < 32 semanas de gestação: ▶ A cada terceiro dia (dias 1 a 9 de nascidos) ▶ A cada outro dia (dias 10 a 15 de nascidos) ▶ Diariamente a partir do 16º dia de nascido Nos neonatos > 1.500 g e > 32 semanas de gestação, o peso deve ser verificado diariamente	Ganho de peso esperado: ▶ Neonatos a termo: 10 a 15 g/kg/dia ▶ Neonatos prematuros: mais de 18 g/kg/dia
Perímetro cefálico	Diariamente	A termo: 0,75 cm/semana Prematuro: mais de 0,9 cm/semana
Comprimento	Semanalmente	0,75 cm/semana
Avaliação bioquímica	Semanalmente	Albumina, triglicerídeos, colesterol, proteína total, glicose, fósforo, cálcio

Adaptada de Figueira BBD. Avaliação nutricional. In: Costa HPF, Marba ST. O recém-nascido de muito baixo peso. Rio de Janeiro: Atheneu; 2003. p. 203-14.

Exigências nutricionais do recém-nascido a termo e do prematuro

Tabela 13.3 Exigências nutricionais do recém-nascido a termo e do prematuro.

Nutrientes/24 h	Neonato a termo	Neonato prematuro
Energia	100 kcal/kg	120 kcal/kg
Glicose	3 a 5 mg/kg/min	6 a 8 mg/kg/min a um máximo de 10 mg/kg/min
Proteína	1,5 a 2 g/kg/dia	24 a 30 semanas de gestação: 3,0 a 4,0 g/kg/dia 31 a 36 semanas de gestação: 2,0 a 3,0 g/kg/dia Deve-se iniciar com 1,5 g/kg/dia e aumentar 0,5 mg/dia até a quantidade recomendada
Gordura/lipídios	0,5 a 3 g/kg/dia	0,5 a 3 g/kg/dia
Cálcio	45 a 60 mg/kg/dia	120 a 230 mg/kg/dia
Sódio	2 a 5 mEq/kg/dia	120 a 230 mg/kg/dia
Cloro	1 a 5 mEq/kg/dia	120 a 230 mg/kg/dia
Potássio	2 mEq/kg/dia	120 a 230 mg/kg/dia
Cálcio	1 a 4 mEq/kg/dia	120 a 230 mg/kg/dia
Magnésio	0,25 a 0,5 mEq/kg/dia	120 a 230 mg/kg/dia
Fósforo	20 a 70 mg/kg/dia	82 a 109 mg/kg/dia

Adaptada de Thureen PJ, Hay WW Jr. Nutritional requirements of the very low birth weight infant In: Neu J (Ed.). Gastroen-terology and Nutrition. Philadelphia: Elsevier Science; 2008. p. 208-22.

Perdas calóricas em 24 horas

Tabela 13.4 Perdas calóricas em 24 horas.

Atividade	Perda calórica (kcal/kg/dia)
Período de descanso	40 a 50 kcal/kg
Atividade física	15 a 30 kcal/kg
Hipotermia	10 a 70 kcal/kg
Para promover o crescimento	25 kcal/kg
Perda nas fezes	12 kcal/kg

Adaptada de Sinclair K, Driscoll JM Jr et al. Supportive management of the sick neonate. Parenteral calories, water and eletrolytes. Pediatric Clinic North Am. 1970; 17(4):863-93.

Composição nutricional do leite materno oferecido a neonatos a termo e a prematuros 28 dias após o nascimento

Tabela 13.5 Composição nutricional do leite materno oferecido a neonatos a termo e a prematuros 28 dias após o nascimento.

Energia ou nutrientes/100 mℓ de leite materno		Termo	Pré-termo
Energia (kcal)		98 a 110	70
Proteína (g)		1,8	1,3 a 1,8
Gordura (g)		4,3 a 4,7	3,0 a 4,2
Carboidratos (g)		11	7,0 a 11
Taurina (mmol)		–	4,8
Minerais (mg)	Cálcio	39 a 45	37 a 44
	Fósforo	18 a 24	19 a 21
	Sódio	18 a 26	30 a 37
	Potássio	60 a 78	78 a 85
	Cloro	55 a 63	63 a 82
	Ferro	0,05 a 0,075	0,2
	Zinco	0,2 a 0,3	0,5
	Magnésio	4 a 5,5	4,4 a 4,9

Adaptada de Adamkin DH. Diet, growth and neurodevelopment in neonatology. In: Neonatology 2008. Georgia: Emory University School of Medicine; 2008.

Desenvolvimento e maturação do reflexo de sucção

Tabela 13.6 Desenvolvimento e maturação do reflexo de sucção.

Imaturo	Transicional	Maduro
Sequência curta de 3 a 4 sucções consecutivas, com pausa para respirar e deglutir	Sequência moderada de 5 a 10 sucções consecutivas, com pausa para respirar e deglutir	Sequência longa de 10 a 30 sucções consecutivas, com pausa para respirar e deglutir

Fatores que contribuem para aumentar ou reduzir a produção de leite materno e o aleitamento

Tabela 13.7   Fatores que contribuem para aumentar ou reduzir a produção de leite materno e o aleitamento.

Aumento	Redução
• Início precoce da ordenha do leite, manual ou com bomba elétrica, de preferência simultaneamente em ambos os seios • Ordenha frequente, promovendo esvaziamento completo dos seios a cada 2 a 3 h • Descanso, relaxamento e manejo do estresse • Nutrição adequada • Ingestão adequada de líquidos • Medicamentos ou ervas que estimulem a produção de leite • Cuidado pele a pele (método canguru); início assim que o estado clínico permite • Informações por meio de vídeos, panfletos • Equipe com conhecimento sobre o processo de lactação e amamentação • Início do aleitamento materno com sucção não nutritiva a partir da 30ª semana de gestação (corrigida) quando o prematuro está clinicamente estável e após avaliação da coordenação dos reflexos de sucção e deglutição e de respiração e tosse	• Separação do filho imediatamente após o parto • Início tardio da ordenha • Ordenha esporádica ou rápida, sem esvaziamento de ambos os seios • Fadiga, ansiedade, estresse, enfermidade • Nutrição inadequada • Desidratação • Certos medicamentos que diminuem a produção de leite • Piora no quadro clínico do filho • Falha da equipe em orientar a mãe e em fornecer material educativo sobre o processo de ordenha e aleitamento materno • Equipe cuidadora sem conhecimento e/ou atitude de apoio à mãe lactante, associado a informações inconsistentes ou conflitantes • Tabagismo

Adaptada de Gardner SL, Lawrence RA. Breastfeeding the neonate with special needs. In: Gardner SL, Carter BS, Enzman-Hines M, Hernandez JA. Handbook of neonatal care. 7. ed. St. Louis: Mosby Elsevier; 2011. p. 434-81.

Administração de líquidos de acordo com o peso e o tempo de nascido

Tabela 13.8 Administração de líquidos de acordo com o peso e o tempo de nascido.

Primeiras 24 h de vida	
< 1.000 g	100 a 150 mℓ/kg/24 h
1.000 a 1.500 g	80 a 100 mℓ/kg/24 h
1.501 a 2.500 g	60 a 80 mℓ/kg/24 h
Com 24 a 48 h de vida	
< 1.000 g	120 a 150 mℓ/kg/24 h
1.000 a 1.500 g	100 a 120 mℓ/kg/24 h
1.501 a 2.500 g	80 a 120 mℓ/kg/24 h
Após 48 h de vida	
< 1.000 g	140 a 190 mℓ/kg/24 h
1.000 a 1.500 g	120 a 160 mℓ/kg/24 h
1.501 a 2.500 g	120 a 140 mℓ/kg/24 h

Adaptada de Doherty EG, Simmons CF. Fluid and eletrolyte management. In: Cloherty JP, Eichenwald EC, Stark AR. Manual of neonatal care. 6. ed. Philadelphia/Baltimore/New Yourk: Lippincott Williams & Wilkins; 2008. p. 100-13.

Posição antirrefluxo

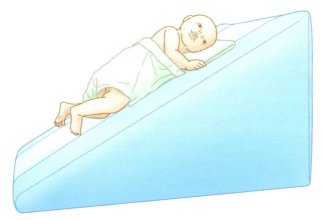

Figura 13.1 Posição antirrefluxo utilizando acessório especial.

Hipoglicemia

Quadro clínico

- Tremores
- Irritabilidade, choro estridente
- Convulsões
- Apneia e cianose
- Letargia e hipotonia
- Hipotermia
- Taquipneia
- Diaforese
- Dificuldade para alimentar ou recusa de alimento.

Resíduo gástrico

- Monitorar antes de cada alimentação
- Observar os sinais de intolerância alimentar:
  - Distensão abdominal
  - Resíduo gástrico > 30% do valor total da alimentação administrada
  - Resíduo bilioso (esverdeado)
  - Alças intestinais palpáveis e/ou visíveis
  - Vômito > 50% da alimentação ingerida
  - Irritabilidade
  - Letargia
  - Existência de sangue nas fezes
  - Alteração do estado clínico, como aumento de episódios de bradicardia, apneia, dessaturação, maior requerimento de oxigênio, hiperemia etc.
- Quando notificar o médico:
  - Resíduo > 30% do volume total do leite administrado
  - Vômito > 20% do volume total do leite administrado
  - Resíduos de cor esverdeada acompanhados de diminuição dos ruídos intestinais e distensão abdominal.

Enterocolite necrosante

Etiologia

Tabela 13.9 Etiologia da enterocolite necrosante.

▸ Episódios de isquemia sanguínea no intestino	▸ Ducto arterioso patente
▸ Falta de iniciação precoce da alimentação enteral	▸ Estresse causado por dor, desconforto, ambiente com muito barulho e mau posicionamento
▸ Hipovolemia	▸ Aumento do pH gástrico (acidose metabólica)
▸ Hiponatremia	▸ Diminuição dos fatores imunológicos no trato gastrintestinal
▸ Hipotensão arterial	▸ Imaturidade da parede intestinal
▸ Septicemia	▸ Diminuição da mobilidade intestinal
▸ Policitemia	▸ Uso de leite artificial/fórmula
▸ Cateteres umbilicais	▸ Alimentação enteral com aumento diário > 20 mℓ/kg está associada a enterocolite necrosante
▸ Uso de indometacina	▸ Alimentação enteral administrada durante a transfusão sanguínea pode aumentar o risco de alterações do fluxo sanguíneo no mesentério

Nota: o estabelecimento precoce do diagnóstico é um fator importante para um prognóstico melhor.

Tipos de atresia, incidência e quadro clínico

Atresia de esôfago

Tabela 13.10   Tipos de atresia, incidência e quadro clínico.

Tipo	Incidência	Quadro clínico
Atresia com fístula traqueoesofágica distal	85 a 90%	Salivação excessiva, tosse, cianose, distensão abdominal decorrente da entrada de ar pela traqueia com os movimentos respiratórios Ocorre também regurgitação de ácido gástrico para a traqueia
Atresia sem fístula	7 a 8%	Salivação excessiva; nas radiografias, pode ser observada ausência de ar no estômago

(Continua)

Tabela 13.10 Tipos de atresia, incidência e quadro clínico (*continuação*).

Tipo	Incidência	Quadro clínico
Atresia com fístula proximal	Rara em cerca de 1%	Episódios de tosse e engasgo; pode persistir até a idade adulta, com tendência a pneumonias frequentes
Atresia com fístula dupla	Rara em cerca de 1%	Tosse, engasgo e cianose durante a alimentação
Fístula esofagotraqueal sem atresia, fístula H isolada	4%	Estresse respiratório por ocasião da alimentação e refluxo

Gastrosquise

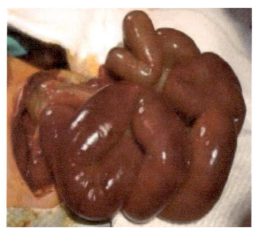

Figura 13.2 Gastrosquise.

Onfalocele

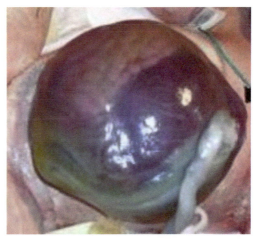

Figura 13.3 Onfalocele. Nota: Silo-bolsa de silicone polimétrico para abrigar o conteúdo da gastrosquise ou onfalocele.

Colostomia

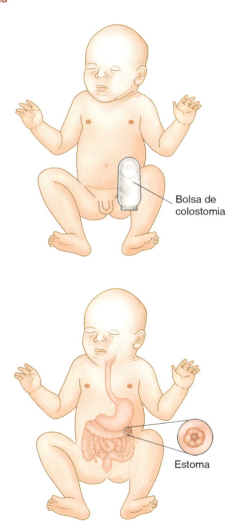

Figura 13.4 Colostomia.

Gastrostomia

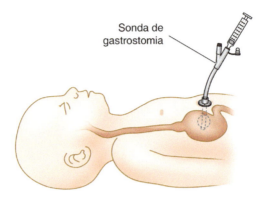

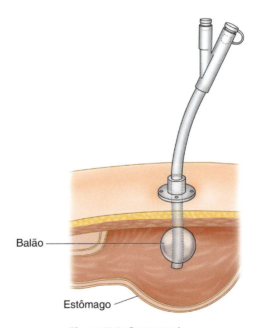

Figura 13.5 Gastrostomia.

Nutrição enteral e parenteral

Tabela 13.11 Benefícios do leite humano.

Melhora o desenvolvimento neurocognitivo	Aumento do QI aos 7 e 8 anos de idade Os ácidos graxos poli-insaturados de cadeia longa presentes no leite materno são essenciais para o desenvolvimento do cérebro
Aumenta a tolerância à alimentação	Promove o desenvolvimento gastrintestinal, estimula a motilidade e a maturação do intestino Reduz a permeabilidade intestinal Induz a atividade da lactase O leite materno é digerido mais rapidamente que os leites artificiais Por ser a sua proteína mais digerível, 100% dela são absorvidos Produz menos resíduo e constipação intestinal Possibilita um avanço mais rápido da dieta A taxa de absorção da lipase (gordura presente no leite materno) é de 95%, em comparação à taxa de absorção das fórmulas, que é de 83% Protege contra enterocolite necrosante, que ocorre de 6 a 10 vezes menos do que em neonatos que recebem fórmula ou leite artificial
Diminui a incidência de retinoplastia retrolental	Os ácidos graxos ômega-3 presentes no leite materno contribuem para redução da incidência de retinoplastia retrolental em prematuros
Proteção contra infecções e sepse	Baixa incidência e menor gravidade das infecções em prematuros hospitalizados que são alimentados com leite materno A lactoferrina, proteína com forte ação bacteriostática sobre *Escherichia coli* e *Staphylococcus*, priva bactéria de fósforo Testes de laboratório mostram grande atividade antimicrobiana no leite humano contra *E. coli*, *Staphylococcus aureus* e grupos B e D e *Haemophilus influenzae* O leite humano tem cerca de 30 componentes imunológicos, células associadas à imunidade, que têm concentração maior no colostro

Tabela 13.12 Estimativa da concentração de gordura e valor calórico do leite humano.

Crematócrito	3	4	5	6	7	8	9	10	11	12
Gramas de gordura/mℓ	0,017	0,023	0,03	0,037	0,044	0,051	0,058	0,069	0,071	0,078
Calorias	0,44	0,56	0,62	0,69	0,76	0,82	0,89	0,96	1,02	1,09
Percentual de calorias/gordura	22	37	44	48,2	52,1	56	58,2	60,4	62,6	64

Adaptada de Lucas A, Fewtrell MS, Morley R et al. Randomized outcome trial of human milk fortification and developmental outcome in preterm infants. Am J Clin Nutr. 1996; 64(2):142-51.

Tabela 13.13 Comparação de propriedades entre leite materno e fórmula láctea.

	Leite materno fortificado (feito à base de leite materno)	Fórmula láctea
Dias em oxigênio	19	33
Enterocolite necrosante (%)	1,6	13
Sepse tardia (%)	21	48
Enterocolite e sepse (%)	31	54

Tabela 13.14 Protocolo de avanço da alimentação enteral e suplementação.

Faixa de peso	Dias do protocolo	Início/fim (mℓ/kg/dia)	Proteína líquida (dia) – início/término	Fortificação (dia) 1/2 integral – início	Interromper nutrição parenteral (dia)	Interromper Intralipid® (segundo dia)
750 g	16	8/165	7/12	10/12	14	12
751 a 1.000 g	14	6/165	6/11	9/11	13	12
1.001 a 1.250 g	12	5 a 10/165	5/9	7/9	11	10
1.251 a 1.500 g	11	5 a 10/165	4/8	6/8	9	9
1.501 a 2.000 g	7	10 a 20/165	2/5	4/5	6	6
2001 a 2.500 g	5	10 a 20/165	2/3	3	4	4

Adaptada da UTI neonatal do Loma Linda University Children's Hospital. Feeding Advancement/Nutritional Supplement Protocol for NICU Intants; 2016.

14 Distúrbios Hematológicos

▶ Transfusão de sangue e derivados, *99*
▶ Hiperbilirrubinemia, *99*
▶ Indicações de exsanguinotransfusão, *103*

Transfusão de sangue e derivados

▶ Verificar bolsa de sangue ou derivados a ser transfundidos: verificação da compatibilidade entre doador e receptor
▶ Citomegalovírus negativo e irradiado
▶ Dois profissionais de enfermagem deverão checar o sangue que será transfundido
▶ Administrar o sangue em temperatura ambiente
▶ Verificar sinais vitais:
  • Antes de iniciar a transfusão
  • 15 minutos após o início
  • 30 minutos depois
  • De hora em hora até o término da transfusão
▶ Observar o volume prescrito e a velocidade da infusão
▶ Normalmente, utilizam-se 15 mℓ/kg para correr em 2 a 4 horas (utilizar bomba de infusão específica)
▶ Monitorar o local da transfusão
▶ Ao completar a transfusão, checar os sinais vitais, incluindo a pressão arterial.

Hiperbilirrubinemia

Fototerapia
Indicações de fototerapia de acordo com a idade gestacional

Tabela 14.1 Indicações de fototerapia de acordo com a idade gestacional.

Idade gestacional	Total de bilirrubina (mg/dℓ)
24 semanas	4,7
28 semanas	5,8
32 semanas	8,8
36 semanas	14,6

Adaptada de Maisels MJ, Watchko JF, Bhutamir VK et al. Hyperbilirrubinemia in the newborn infant 35 weeks gestation: an update with classification. Pediatrics, 2009; 124:1193-8.

Indicação de fototerapia para neonatos com mais de 35 semanas gestacionais

Tabela 14.2 Indicação de fototerapia para neonatos com mais de 35 semanas de gestação em relação às horas de nascido e aos níveis de bilirrubina total.

Horas de nascido	Nível de bilirrubina total
Ao nascimento	4 a 5 mg/dℓ
24 h	7 mg/dℓ
48 h	10 a 11 mg/dℓ
72 h	16 a 18 mg/dℓ

Adaptada de American Academy of Pediatrics. Subcommittee on hyperbilirrubinemia. Management of bilirubinemia in the newborn infant 35 or more weeks of gestation. Pediatrics. 2004; 114:297-316.

Tabela 14.3 Frequência de verificação dos níveis de bilirrubina com mais de 35 semanas gestacionais.

Valor de bilirrubina total (BT) (mg/dℓ)	Frequência de medidas dos níveis	Tratamento	Alimentação oral ou líquidos intravenosos (IV)
BT: > 25	A cada 2 h	Fototerapia ou exsanguinotransfusão	IV + alimentação: 160 a 200 mℓ/kg Nota: não interromper a alimentação enteral enquanto se aguarda exsanguinotransfusão
BT: 21 a 24	A cada 4 h	Fototerapia	IV + alimentação oral: 160 a 180 mℓ/kg Não interromper a fototerapia durante a alimentação oral
BT: 18 a 20	A cada 6 h	Fototerapia	IV + alimentação oral: 160 mℓ/kg/dia. Pode-se interromper a alimentação oral por um breve momento
BT: 14 a 17	A cada 8 h	Fototerapia	IV + alimentação oral: mínimo de 130 mℓ/kg/dia, parar a infusão IV Interromper a fototerapia durante a alimentação oral
BT: < 14	Interromper a fototerapia	Repetir aferição do nível de BT 6 h após terminar a fototerapia	Alimentação oral o quanto o paciente quiser Interromper a fototerapia Repetir aferição do nível de bilirrubina total após 6 h. Se o nível de bilirrubina continuar entre 14 e 17, deve-se verificar se há outras doenças que possam alterar tal nível

Adaptada de rotina da UTI Neonatal do Loma Linda University Children's Hospital: Hyperbilirubinemia Pathway.

Proteção dos olhos

Fototerapia

Intervenções	Justificativas
Despir o recém-nascido, mantendo só os genitais cobertos	Para que a ação da fototerapia alcance uma superfície mais extensa. Cobrir os genitais evita vazamento de urina e fezes
Proteção dos olhos com venda apropriada	A intensidade da luz pode lesionar a retina

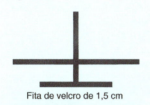

Fita de velcro de 1,5 cm

Fita de velcro de 4,5 cm

Opérculo

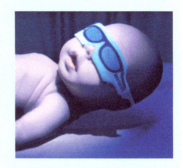

Colocação da máscara

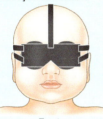

Frente

Lateral

(*Continua*)

Fototerapia (*continuação*)

Intervenções	Justificativas
Acionamento do aparelho e aferição da intensidade da luz com radiômetro, ou manutenção do registro das horas de uso do aparelho de fototerapia	Quando se utiliza as lâmpadas azuis que possuem maior capacidade de irradiação, a molécula de bilirrubina absorve energia luminosa emitida no comprimento de onda entre 425 e 475 nm. A quantidade de energia luminosa liberada denomina-se irradiância, que deve estar em no mínimo 4 $\mu w/cm^2/nm$. A irradiância ideal deve ser superior a 16 $\mu w/cm^2/nm$
Acionamento do aparelho e aferição da intensidade da luz com radiômetro, ou manutenção do registro das horas de uso do aparelho de fototerapia	Irradiância abaixo de 4 $\mu w/cm^2/nm$ não tem ação terapêutica, sendo necessária a troca das lâmpadas. A irradiância ideal deve ser mantida acima de 6 microwatts/cm^2/nm; quando se utiliza a luz azul, a irradiância deve estar entre 420 e 475 nm. Em geral, as lâmpadas fluorescentes utilizadas para fototerapia perdem parte de sua ação terapêutica após cerca de 200 h de uso, devendo ser trocadas. Deve-se manter distância do recém-nascido (RN): fluorescente, de 40 a 50 cm, e halógena, de 50 cm
Verificação dos sinais vitais a cada 2 h	Útil para monitoramento da hemodinâmica. O monitoramento da temperatura é importante em vista da tendência a hipertermia
Equilíbrio hídrico rigoroso	Devido à perda insensível de água (cerca de 40%) quando em fototerapia, é importante monitorar a diurese e a hidratação do neonato. Aumento da oferta de líquidos: nos RN < 1.500 g, aumento de 0,5 mℓ/kg/h; nos RN > 1.500 g, aumento de 1 mℓ/kg/h
Mudança de decúbito a cada 4 h no mínimo	Permite que o RN receba a ação terapêutica da fototerapia de maneira uniforme
Interrupção da fototerapia por 15 min, a cada 8 h, removendo-se a venda ocular	Para promover a estimulação visual
Incentivo à visita dos pais	Deve-se interromper a fototerapia mesmo que por poucos minutos, removendo-se a venda ocular para promover contato dos pais com o neonato
Promoção de motilidade gastrintestinal por meio de alimentação e estimulação de evacuações	Promove a eliminação da bilirrubina mais rapidamente pelo trato intestinal
Controle dos níveis de bilirrubina de acordo com a prescrição	Sem hemólise: a cada 12 h Com hemólise: a cada 6 h

Indicações de exsanguinotransfusão

De acordo com os níveis de bilirrubina total no soro em relação ao peso corporal

Tabela 14.4 Indicações de exsanguinotransfusão de acordo com os níveis de bilirrubina total do cordão umbilical e de hemoglobina.

	Recém-nascido a termo		Recém-nascido prematuro	
	Bilirrubina do cordão	Bilirrubina sérica total Hgb	Bilirrubina do cordão	Bilirrubina sérica total Hgb
Ao nascer	–	> 4 mg/dℓ	–	> 3,5 mg/dℓ
Dentro da 1ª hora após o nascimento	> 6 mg/dℓ	< 8 mg/dℓ	> 3,5 mg/dℓ	< 11,5 mg/dℓ
Sem hemólise	–	> 25 mg/dℓ	–	> 10 a 18 mg/dℓ

Indica-se exsanguinotransfusão para todo recém-nascido a termo ou prematuro com hiperbilirrubinemia patológica que apresente aumento da bilirrubinemia total > 0,5 mℓ/dℓ/h, mesmo com a administração de fototerapia. Hgb: hemoglobina.

Tabela 14.5 Indicações de exsanguinotransfusão de acordo com os níveis de bilirrubinemia total no soro em relação ao peso.

Peso de nascimento (g)	Níveis de bilirrubina total no soro (mg/dℓ)
500 a 750	12 a 15
751 a 1.000	> 15
1.001 a 1.249	15 a 18
1.250 a 1.499	17 a 20
1.500 a 1.999	17
2.000 a 2.500	18
Acima de 2.500	25

Adaptada de Gartner L, Lee K. Jaundice and liver disease. In: Fanaroff A, Martin R. Behrman's neonatal-perinatal medicine. 5. ed. St. Louis: Mosby-Year Book; 1992; e Kamath RD, Thilio EH, Hernandez JA. Jaundice. In: Gardner SL, Carter BS, Enzman-Hines M et al. Handbook of neonatal intensive care. 7. ed. St. Louis: Mosby Elsevier; 2011. p. 531-52.

Compatibilidade sanguínea de acordo com o tipo de sangue do paciente

Tabela 14.6 Compatibilidade sanguínea de acordo com o tipo de sangue do paciente.

Tipo de sangue do paciente	Doador compatível
0 positivo	0 + ou 0 −
0 negativo	0 −
A positivo	A + ou A − 0 + ou 0 −
A negativo	A − ou 0 −
B positivo	B + ou B − 0 + ou 0 −
B negativo	B − ou 0 −
AB positivo	Qualquer doador
AB negativo	AB −, A −, B − ou 0 −

Infecções no Período Neonatal

▶ Microrganismos patogênicos comuns na população neonatal, *105*
▶ Precauções contra transmissão de infecções específicas que requerem isolamento (quarto separado), *106*

Microrganismos patogênicos comuns na população neonatal

Tabela 15.1 Microrganismos patogênicos comuns na população neonatal.

Gram-positivos	Gram-negativos	Fungos	Vírus
Streptococcus do grupo B	*Escherichia coli*	*Candida albicans*	Varicela
Listéria	*Haemophilus influenzae*		Rubéola
Staphylococcus epidermidis	Pseudomonas		Hepatite B
Staphylococcus aureus	*Klebsiella*		Herpes simples
			Vírus sincicial respiratório
			Citomegalovírus (CMV)
			Vírus da imunodeficiência humana (HIV)

Precauções contra transmissão de infecções específicas que requerem isolamento (quarto separado)

Tabela 15.2 Precauções contra transmissão de infecções específicas que requerem isolamento (quarto separado).

Precaução	Indumentária	Indicação	Duração do isolamento
Respiratória	Colocar máscara ao entrar no quarto Criar o hábito de manter a porta do quarto fechada	Sarampo	Durante a hospitalização
Gotículas	Colocar máscara	Rubéola	Durante a hospitalização
Contato	Colocar luvas ao entrar no quarto Trocar luvas antes e depois de contato com material infectado Após tirar as luvas, lavar as mãos imediatamente Usar avental de mangas compridas ao entrar no quarto	*Staphylococcus* resistente à metaciclina	Durante a hospitalização
De contato ou respiratória	Colocar máscara ao entrar no quarto Criar o hábito de manter a porta fechada Colocar luvas ao entrar no quarto Trocar luvas após contato com material infectado Após tirar as luvas, lavar as mãos imediatamente Usar avental ao entrar no quarto	Varicela VSR	Até as lesões secarem Duração da doença

VSR: vírus sincicial respiratório. (Adaptada de Bruhn FW et al. Infection in the neonate. In: Merenstein GB, Gardner SL. Handbook of neonatal intensive care. 2. ed. St. Louis: Mosby; 1989. p. 335-61.)

Medidas que contribuem para redução das infecções na unidade de terapia intensiva (UTI) neonatal

▶ Ao chegar ao trabalho, higiene rigorosa das mãos (escovação)
▶ Lavar as mãos e/ou usar solução própria
  • Antes de tocar o paciente
  • Após troca de fraldas
  • Após os cuidados ao paciente
  • Antes de preparo e administração de medicamentos, troca do soro, nutrição parenteral, troca dos equipos das infusões venosas ou arteriais
  • Antes de tocar no paciente
  • Antes de oferecer a alimentação enteral
▶ Controle de visitas
▶ Uso de indumentária própria para a UTI neonatal
▶ Seguir rigorosamente as técnicas e os protocolos de manuseio dos cateteres centrais e periféricos
▶ Curativos cirúrgicos
▶ Prevenção de pneumonia em pacientes em ventilação mecânica e sedados – mudança de decúbito de rotina
▶ Prevenção de lesões de pele, principalmente em prematuros extremos (minimizar adesivos, uso de químicos que possam lesar a pele imatura, mudança de decúbito frequente com os cuidados
▶ Desinfecção de ambiente e equipamentos
▶ Troca de incubadeiras e berços segundo a rotina da unidade
▶ Desinfecção dos materiais e balcões à beira da cabeceira uma vez por plantão com solução desinfetante própria
▶ Troca rotineira de equipamentos e aparelhos segundo as normas da unidade
▶ Formação de Comitê de Prevenção de Infecção com um membro da equipe da UTI Neonatal.

16 Anexos

▶ Cartão de medicamentos de emergência/parada cardiorrespiratória, *109*
▶ Cartão para a incubadora ou berço do neonato, *110*
▶ Teste para o assento do carro infantil, *112*

Cartão de medicamentos de emergência/parada cardiorrespiratória

Medicamento	Dose	Via	Observações
Atropina	0,01 mg/kg Concentração: 0,1 mg/mℓ	IV	
Gliconato de cálcio	100 mg/kg Concentração: 100 mg/mℓ	IV	IV lentamente
Epinefrina 1:10.000	0,1 a 0,3 mℓ/kg Concentração: 0,1 mg/mℓ Pode diluir em água destilada se for necessário	IV	Infundir rapidamente
Epinefrina 1:10.000 (diluída)	0,3 mg/kg	Via cânula endotraqueal (ET)	
NAHCO$_3$ (bicarbonato de sódio) 4,2%	2 mEq/kg Concentração: 0,5 mEq/mℓ	IV	Lentamente
Vecurônio (Norcuron®)	0,1 mg/kg Concentração: 1 mg/mℓ	IV	
Midazolam® (Dormonid)	0,1 mg/kg Concentração: 1 mg/mℓ	IV	Lentamente
Naloxone	0,4 mg/mℓ	IV/ET	Infundir rapidamente
Fentanila	3 mcg/kg Concentração: 50 mcg/mℓ	IV	
Lorazepan (Ativan®)	0,1 mg/kg Concentração: 2 mg/mℓ	IV	
Morfina	0,1 mg/kg Concentração: 0,5 mg/mℓ	IV	
Solução de glicose 10%	2 mℓ/kg	IV	
Soro fisiológico	10 mℓ/kg	IV	
Adenosina	Incrementos de 50 mcg/kg Concentração: 300 mcg/mℓ	IV – rápido	

IV: via intravenosa. (Adaptada da UTI neonatal do Loma Linda University Children's Hospital, Loma Linda, Califórnia.)

Cartão para incubadora ou berço do neonato

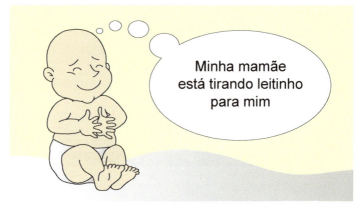

Figura A.1 Cartão para incubadora.

Critérios para a alta hospitalar

- Peso corporal > 1.800 g
- Alimentação: aceitando o volume necessário para promover o crescimento
- Sinais vitais estáveis
- Sem episódios de bradicardia e apneia por um período de 72 horas antes da alta hospitalar
- Manutenção da temperatura corporal entre 36,5 e 37°C em berço comum
- Condições de moradia adequadas
- Ganho de peso consistente de 20 a 30 g/dia
- Capacidade dos pais para prestar os cuidados gerais e especializados sem necessidade de supervisão
- Aprovação no teste do assento do carro
- Aprovação no teste de audição
- Aplicação de vacinas recomendadas.

Nota: se a unidade oferecer grupo de orientação da alta e cuidado em casa, os pais deverão participar antes de levarem o neonato para casa.

Informações e instruções para os pais antes da alta hospitalar

▹ Acompanhamento médico: onde ir, por que é importante o acompanhamento
▹ Vacinas

Prevenção de infecções em casa

▹ Higienizar as mãos
  • Antes de tocar o bebê
  • Após a troca de fraldas
  • Antes de preparar a alimentação do bebê
▹ Se está amamentando, lavar as mãos antes de ordenhar ou amamentar
▹ Evitar lugares aglomerados nas primeiras 6 a 8 semanas após a alta
▹ Visitas: limitar nas primeiras semanas
▹ Quando as visitas forem permitidas, devem ser orientadas para:
  • Lavar as mãos antes de tocarem o bebê
  • Se alguma visita ou um familiar estiverem doentes, com gripe ou resfriado, deverão manter-se distantes do bebê até se recuperarem
▹ Se a mãe desenvolver gripe ou resfriado, deverá ser incentivada a continuar a tirar o leite e amamentar (essa prática ajuda a transferir anticorpos específicos da gripe ou do resfriado para o bebê por meio do leite e estimula o sistema imunológico do neonato, protegendo contra a gripe ou infecção proveniente da mãe
▹ Utensílios para o preparo da alimentação devem ser limpos e esterilizados
▹ Banhar o bebê diariamente: banho de esponja ou de banheira
▹ Controle da temperatura: utilizar o termômetro axilar.

Registrar alimentação do bebê

▹ Frequência
▹ Quantidade
▹ Posicionamento
▹ Tipo de alimentação, preparo, armazenamento
▹ O bebê deverá ser alimentado a cada 2, 3 ou 4 horas, de acordo com a sua necessidade
▹ O ambiente durante a amamentação deverá ser tranquilo
▹ Não mudar o tipo de leite antes de falar com o pediatra
▹ Esterilizar os utensílios para a alimentação do bebê
▹ O bebê não precisa de água nos primeiros 6 meses, pois o leite materno fornece a quantidade de que ele necessita
▹ Seguir as orientações do pediatra com relação a mudar o leite e adicionar outros líquidos e alimentos.

Cuidados gerais

▹ Com o cordão umbilical
▹ Segurança: uso do assento no carro
▹ Brinquedos
▹ Posição recomendada para dormir
▹ Cuidados com a área da fralda: trocar quando necessário, limpar a região com água. Se apresentar assadura, falar com o pediatra
▹ Sempre notificar o médico se surgir algum problema com o bebê, como diarreia, vômito, desidratação, convulsões, febre e irritabilidade
▹ Algum problema com que os pais estejam preocupados.

Teste para o assento do carro infantil

Duração: 1 hora e 30 minutos

Ficha para teste do assento de carro

Tabela A.1 Teste para assento de carro.

Nome do paciente: _____

Data: _____

Nome do administrador do teste: _____

Marca do assento de carro: _____

Número de série: _____

Resultado final: Passou _____ Não passou _____

Total de minutos: 90 min

Sinais vitais	Pré-teste	15 min	15 min	30 min	30 min
Frequência cardíaca					
Respiração					
Saturação de oxigênio					

Teste para o assento do carro infantil

▸ Recomenda-se fazer o teste 1 semana antes da alta hospitalar
▸ O neonato deverá ser posicionado no acento do carro com apoio lateral, para facilitar a manutenção da linha mediana
▸ Colocar oxímetro de pulso e monitor cardíaco
▸ Anotar sinais vitais: frequência cardíaca, respiração e saturação de oxigênio a cada 30 minutos
▸ Duração total do teste: 90 minutos
▸ Passou no teste do assento de carro:
  • Se durante o procedimento não houve alterações dos sinais vitais
  • Se não houve bradicardia ou apneia
  • Se manteve a saturação de oxigênio acima de 90%.

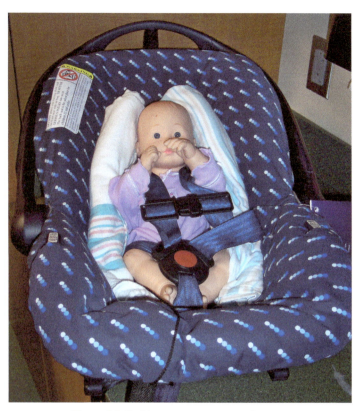

Figura A.2 Posicionamento no assento de carro.

Tabela A.2   Sintomas da síndrome de abstinência neonatal (n = 135).

Sintomas comuns	Frequência (%)
Tremores: ▶ Moderados: quando são despertados ▶ Leves: quando estão quietos ▶ Mais intensos: quando são despertados ▶ Mais intensos ou marcados: quando estão quietos	95 a 96
Choro ou grito estridente	95
Choro contínuo estridente	54
Espirros	83
Aumento do tônus muscular	82
Sucção desesperada das mãos e do punho	79
Vômitos ou regurgitamento	74
Período de sono após a alimentação: ▶ < 3 h ▶ < 2 h ▶ < 1 h	65 66 58
Frequência respiratória > 60 bpm	66
Alimentação ineficiente, sucção ineficaz	65
Reflexo de Moro hiperativo	62
Diarreia	51
Sintomas menos comuns	**Frequência (%)**
Sudorese	49
Escoriação	43
Congestão nasal	33
Bocejo frequente	30
Febre < 39,3°C	29
Frequência respiratória > 60/min e retração	28
Vômito excessivo	12
Fezes líquidas	12
Desidratação	1
Convulsões generalizadas	1

Adaptada de Finnegan L. Neonatal abstinence syndrome: assessment and pharmacotherapy. In: Rubaltelli B, Granti B (Eds.). Neonatal therapy: an update. New York: Elsevier Science Publishers BV; 1986; 4:122-46.

Índice Alfabético

A

Acidose
- metabólica, 44, 84
- respiratória, 44, 84
Administração
- de líquidos, 91
- de medicamentos, 21
Admissão do recém-nascido de alto risco, 5
Alcalose
- metabólica, 44, 84
- respiratória, 44, 84
Aleitamento, 90
Anatomia normal do coração, 59
Arritmias cardíacas neonatais, 63
Asfixia perinatal, 73
- etiologia da, 46
Atendimento
- de parada cardiorrespiratória, 2
- na UTI neonatal, 6
Atresia
- com fístula
- - dupla, 95
- - proximal, 95
- - traqueoesofágica distal, 94
- de esôfago, 94
- sem fístula, 94
Avaliação
- do abdome, 86
- neurológica neonatal, 68

B

Bilirrubina, 102
Bloqueio completo, 65
Bradicardia e arritmia sinusal, 64

C

Cálculos de medicamentos e soluções
    intravenosas, 27
Cartão
- de medicamentos de emergência/parada
    cardiorrespiratória, 111
- para a incubadora ou o berço do
    neonato, 112
Cateter percutâneo central, 26
Colostomia, 97
Compatibilidade sanguínea, 106
Composição
- da pele, 15
- nutricional do leite materno, 89
Contrações
- atriais prematuras, 64
- ventriculares prematuras, 64
Controle da dor, 29, 33
Convulsões no recém-nascido, 79
CPAP nasal, 48
CRIES (instrumento para avaliação da dor
    pós-operatória no período neonatal), 30
Critérios
- da reanimação neonatal, 2
- de inclusão no método Canguru, 38
- para a alta hospitalar, 112
- para admissão na UTI neonatal, 7
Cuidados com a pele, 15

D

Débito cardíaco, 63
Desenvolvimento
- cerebral fetal, 67
- e maturação do reflexo de sucção, 89
Disfunção do sistema nervoso central, 78
Distúrbio(s)
- cardíacos, 59
- gastrintestinais, 85
- hematológicos, 101
- hidreletrolítico e metabólico, 81
- neurológicos, 67
- nos níveis de cálcio, 82
- nos níveis de glicose, 82
- nos níveis de potássio, 83
- respiratórios, 43

E

Encefalopatia hipóxico-isquêmica, 73, 74
Enterocolite necrosante, 93
Epinefrina, 4
Equipe de transporte, 14
Escore da condição da pele do neonato, 17
Estabilidade térmica, 19
Estabilização do neonato, 14
Exigências nutricionais, 88
Exsanguinotransfusão, 105

F

Fístula esofagotraqueal sem atresia, 95
Fixação de cateter
- percutâneo central, 26
- umbilical no neonato, 25
- venoso periférico, 25
Flutter atrial, 65
Fototerapia, 101, 102, 103, 104
Funções da pele, 16

G

Gasometria, 44
- de sangue arterial, 45
- de sangue capilar, 45
Gastrosquise, 96
Gastrostomia, 98
Gravidez e parto de alto risco, 1

H

Hemorragia(s) craniana(s) peri-
  intraventricular(es), 70
- esquema dos graus de, 70
- etiologia e fatores associados à, 69
Hidrocefalia, 71
Hiperbilirrubinemia, 101
Hipercalcemia, 82
Hiperglicemia, 82
Hiperpotassemia, 83
Hipertensão pulmonar, 53
Hipertermia, 20
Hipocalcemia, 82
Hipoglicemia, 82, 92
Hipopotassemia, 83
Hipotermia, 19

I

Infecção
- dos cateteres centrais, 27
- no período neonatal, 107
Informações básicas ao solicitar o transporte, 13
Injeção
- intramuscular, 21, 22
- subcutânea, 22, 23
Instabilidade térmica, 19
Instrumentos de avaliação da dor no período
  neonatal, 30
Insuficiência cardíaca congestiva, 62
Intervenções para o protocolo das primeiras
  96 horas, 9
Intubação endotraqueal, material para, 49

L

Leite humano, benefícios do, 99
Lesão de pele, 17
Lipomeningocele, 75

M

Malformações na coluna, 75
Massagem cardíaca externa, 3
Material
- para o atendimento na UTI neonatal, 6
- para intubação endotraqueal, 49
Medicações de emergência, 4
Membros da equipe cuidadora na UTI neonatal, 35
Meningocele, 76
Método(s)
- Canguru
- - benefícios do, 36
- - etapas do, 37
- - procedimento, 38
- de CPAP nasal, 47
Microrganismos patogênicos, 107
Mielomeningocele, 77
Modelo do cuidado neuroprotetor, 38
Monitoramento nutricional, 87

N

N-PASS (avaliação de sedação, dor e agitação no
  neonato), 32
NIPS (instrumento para avaliação da dor no
  período neonatal), 31
Níveis de decibéis na UTI neonatal, 9

Nodo sinoatrial, 60
Nutrição enteral e parenteral, 99

O
Onfalocele, 96
Oxigenação, 2

P
Pais, 35
Parada cardiovascular, 2
Pele
- cuidados com a, 15
- dos recém-nascidos prematuros,
     características da, 16
- funções da, 16
- lesão de, 17
Perda(s)
- calóricas em 24 horas, 88
- insensível de água, 15
Pneumonia, 52
Pneumotórax, 53
Posição
- antirrefluxo, 91
- lateral, 40
- prona ou ventral, 41
- supina, 39
Posicionamento do paciente para punção
     lombar, 80
Precauções contra transmissão de infecções
     específicas que requerem isolamento, 108
Prematuro, 1
Preparo dos pais, 38
Pressão arterial, 61, 63
Procedimentos dolorosos, 29
Processo emocional dos pais, 35
Produção de leite materno, 90
Proteção dos olhos, 103
Protocolo de toque mínimo nas primeiras
     96 horas, 8

Punção
- capilar superficial na região calcânea, 45
- lombar, 80

Q
QRS normal, 60

R
Reanimação neonatal, 1
Recém-nascido a termo, 1
Reflexos neonatais, 68
Resíduo gástrico, 92
Rotina pré-transporte, 14
Ruídos respiratórios, 43

S
Sequência do exame físico, 7
Síndrome
- de abstinência neonatal, 116
- do desconforto respiratório, 52
Sistema de Purkinje do coração, 60
Sopros cardíacos, 63

T
Taquipneia
- transitória do recém-nascido, 52
- ventricular paroxística, 65
Temperatura axilar, 19
Teste de assento de carro, 114
Transfusão de sangue e derivados, 101
Transporte neonatal, 13
Traqueostomia, 50
Tratamento e drenagem, 55

V
Veias periféricas para punção venosa, 24
Ventilação mecânica, 50